卫生中等职业教育规划教材配套教材

（供护理、助产专业使用）

外科护理学习助手

主　编　杨玉南　程文海

副主编　谢　冰　刘雪萍　黄　聪　申飘扬　刘洁珍

编　者　（按姓氏拼音排序）

程文海（江门中医药学校）
蔡　烯（潮州卫生学校）
陈魁元（广东黄埔卫生职业技术学校）
楚翠兰（广州医学院卫生职业技术学院）
董全斌（东莞卫生学校）
黄　聪（河源市卫生学校）
李　晖（惠州卫生职业技术学院）
李　莲（广州医学院卫生职业技术学院）
刘洁珍（广州市第一人民医院）
刘雪萍（新兴中药学校）
潘兆年（珠海市卫生学校）
申飘扬（江门中医药学校）
王开柄（湛江卫生学校）
谢　冰（广州医学院卫生职业技术学院）
杨玉南（广州医学院卫生职业技术学院）

北京大学医学出版社

WAIKE HULI XUEXI ZHUSHOU

图书在版编目（CIP）数据

外科护理学习助手/杨玉南，程文海主编. —北京：北京大学医学出版社，2013.7（2021.12 重印）

卫生中等职业教育规划教材配套教材

ISBN 978-7-5659-0580-3

Ⅰ. ①外… Ⅱ. ①杨…②程… Ⅲ. ①外科学-护理学-中等专业学校-教学参考资料 Ⅳ. ①R473.6

中国版本图书馆 CIP 数据核字（2013）第 098896 号

外科护理学习助手

主　　编： 杨玉南　程文海

出版发行： 北京大学医学出版社

地　　址：（100191）北京市海淀区学院路 38 号 北京大学医学部院内

电　　话： 发行部 010－82802230；图书邮购 010－82802495

网　　址： http：//www. pumpress. com. cn

E - mail： booksale@bjmu. edu. cn

印　　刷： 北京市荣盛彩色印刷有限公司

经　　销： 新华书店

责任编辑： 许　立　**责任校对：** 金彤文　**责任印制：** 罗德刚

开　　本： 787 mm×1092 mm　1/16　**印张：** 11.5　**字数：** 291 千字

版　　次： 2013 年 7 月第 1 版　2021 年 12 月第 3 次印刷

书　　号： ISBN 978-7-5659-0580-3

定　　价： 28.00 元

卫生中等职业教育规划教材配套教材
编写委员会

前　言

《外科护理学习助手》与卫生中等职业教育规划教材《外科护理》相配套，是《外科护理》教材的复习参考书。

本书分重点，难点精编、模拟题和实训指导三部分。重点难点精编以最新版护士执业资格考试大纲为依据，提炼教材精华，对重要的知识点“加粗”标注，来突显历年护考高频考点内容和外科临床护理工作必需的理论知识，强化记忆。模拟题分为护考模拟题和技能竞赛模拟题两类，护考模拟题从专业实务和实践能力两方面对应考纲要求进行命题，题型全面，题量丰富，帮助学生熟悉护考题型，提升应试能力；技能竞赛题是针对在各级各类护理技能竞赛中，中职学生普遍存在技能熟练，但分析问题、解决问题能力欠缺的情况而编写的，使学生在平时学习中积累参赛的应试技巧。实训指导以教育部、卫生职业教育教学指导委员会新颁布的全国中等卫生职业教育教学计划和教学大纲为指导，参考中等职业学校护理专业教学指导方案，紧密围绕中等卫生职业教育护理专业高素质技能型人才的培养目标，结合外科护士岗位专业操作技能调研，选取6项外科护理基本操作从学习目标、用物准备、操作程序及评分标准、实训要求四方面内容组织编写，达到统一操作流程、规范操作标准的目的。

本教材在编写、审稿过程中，得到了广州医学院卫生职业技术学院、新兴中药学校、河源市卫生学校、江门中医药学校及各位编者所在单位的大力支持和帮助；全书作者互勉互助，共同努力，在此一并深表感谢！

由于编者水平所限，本书难免在内容上有所疏漏，在文字上有欠妥之处，恳请广大读者不吝赐教和指正，以促进本教材日臻完善。

主编

目　录

第一部分　重点，难点精编

第二部分 模拟题

第三部分 实训指导

第一部分 重点，难点精编

第一章 水、电解质及酸碱代谢失衡患者的护理

第一节 正常体液平衡

一、水的平衡

1. 体液的含量及分布 成年男性体液量约占体重的60%，女性55%，婴幼儿70%～80%，14 岁以后儿童体液量占体重的比例已近似于成人。体液由细胞内液和细胞外液两部分组成。男性体液中细胞内液占体重的 40%，细胞外液占 20%，后者包括血浆 5%，组织间液 15%。体液还可以三个间隙的分布表示：第一间隙指细胞内液所在的空间，是细胞进行物质代谢的场所；第二间隙指细胞外液所在的空间，具有快速平衡水、电解质的作用属功能性细胞外液；第三间隙指胸腔、腹腔、心包腔、脑室、关节腔和脊髓腔等腔隙，这些腔隙中液体属细胞外液，其调节体液平衡的作用极小且慢，属非功能性细胞外液，仅占体重的 1%～2%。

2. 24 小时液体出入量的平衡 人体每日液体的出入量平衡在 2000～2500ml。无形失水指从皮肤和呼吸蒸发的水分，其中从皮肤每天蒸发水分约 500ml，呼吸蒸发约 350ml；发热时体温每增高 1℃，每日每公斤体重将增加失水 3～5ml；大汗湿透一身衬衣裤约失水 1000ml；气管切开患者由呼吸蒸发的水分达 700～1000ml 。正常人每天尿量 1000～1500ml，比重为 1.012，肾每日排泄体内固体代谢物 30～40g，每溶解 1g 溶质需 15ml 水分，因此每天尿量应不少于 500～600ml，此时尿比重高达 1.035；内生水是机体在新陈代谢过程中，物质氧化到最终生成 CO_2 和水约 300ml，在急性肾衰竭时，需将其计入出入量。

二、电解质的平衡

1. 钠的平衡 钠为细胞外液的主要阳离子，正常值为 135～145mmol/L。正常成人对氯化钠的日需量为 5～9g，相当于等渗盐水 500～1000ml。

2. 钾的平衡 钾是细胞内液的主要阳离子，正常值为 3.5～5.5mmol/L，成人对钾的日需量为 2～3g 。肾保钾能力较差，多吃多排，少吃少排，不吃照排，禁食 2 日不补钾，即可发生低血钾。

三、酸碱平衡

正常血液的酸碱度（pH）维持在 7.35～7.45，当 pH 低于 7.35 为酸中毒，高于 7.45

为碱中毒；pH 在 6.80 以下或 7.8 以上人体不能生存。机体通过血液缓冲系统、肺和肾三个途径来维持体液的酸碱平衡，血液缓冲系统起作用最快，肺是排出体内挥发性酸（碳酸）的主要器官，肾是调节酸碱平衡最重要的器官，一切非挥发性酸和过剩的碳酸氢盐需从肾脏排泄。

第二节　水和钠代谢紊乱

一、概述

临床上根据机体缺水和缺钠的比例不同，水和钠代谢紊乱分为三种类型：等渗性脱水、高渗性脱水、低渗性脱水。引起水和钠代谢紊乱的常见病因如下：①等渗性脱水是外科最常见的脱水类型。主要由于体液急性丢失引起，如急性腹膜炎、急性肠梗阻、大面积烧伤早期体液大量渗出等；②高渗性脱水常因为水摄入不足或排出过多引起，如长期禁食、高热、气管切开等；③低渗性脱水多为体液慢性丢失所致，常见于反复呕吐、慢性腹泻、长期胃肠减压等患者，或补水过多而补钠不足引起。

二、临床特点

1. 等渗性脱水　患者可出现口渴、厌食、乏力、眼窝凹陷、皮肤弹性差及少尿等表现。当短时间内体液丧失达体重的 5%时，可出现血容量不足症状；当体液继续丧失达体重的 6%～7%时，可发生休克。

2. 高渗性脱水　根据脱水程度表现如下：

(1) 轻度脱水：除口渴外，无其他症状。缺水量为体重的 2%～3%。

(2) 中度脱水：口渴加重，出现脱水征：如皮肤弹性下降、眼窝凹陷、尿少、尿比重高，缺水量为体重的 4%～6%。

(3) 重度脱水：除上述症状外，出现脑功能障碍症状如躁狂、幻觉、谵妄，甚至昏迷等，缺水量超过体重的 6%。

3. 低渗性脱水　根据缺钠程度表现如下：

(1) 轻度缺钠：口渴不明显。血钠在 130～135mmol/L，大约失钠 0.5g/kg。

(2) 中度缺钠：出现血压下降，脉压变小，站立性晕倒等血容量不足的症状。血钠 120～130mmol/L，失钠 0.5～0.75g/kg。

(3) 重度缺钠：患者神志不清、抽搐等。血钠在 120 mmol/L 以下，失钠 0.75～1.25g/kg。

三、辅助检查

1. 等渗性脱水　血钠浓度在正常范围，血液浓缩，尿比重增高。

2. 高渗性脱水　血钠浓度在 145mmol/L 以上，血液浓缩，尿比重增高。

3. 低渗性脱水　血钠低于 135mmol/L，尿比重低。

四、治疗要点

首先处理原发疾病，治疗要点如下：

1. 等渗性脱水 用平衡盐溶液或等渗盐水补充血容量。

2. 高渗性脱水 静脉补充5%葡萄糖溶液，待血清钠降低后补充适量的等渗盐水。

3. 低渗性脱水 轻者补充等渗盐水，中度或重度者需要补充高渗盐水。

五、主要护理问题

1. 体液不足：与体液丢失过多、水钠摄入不足等有关。

2. 有受伤的危险：与意识障碍或低血压等有关。

六、护理措施

1. 纠正体液不足

（1）补多少：包括三部分液体量的计算。**生理需要量**：正常人日需量为 2000～2500ml；**累积丧失量**：指从起病开始到就诊时已经损失的液体量；**继续损失量**：在治疗过程中，继续丢失的液体，如呕吐、腹泻、发热、大汗、气管切开等。计算方法：①第1天补液量 = 生理需要量 + 1/2 累积丧失量；第2天补液量 = 生理需要量 + 前1天继续损失量 + 1/2 累积丧失量；第3天补液量 = 生理需要量 + 前1天继续损失量。

（2）补什么

1）生理需要量：正常人氯化钠 5～9g/d，氯化钾 2～3g/d，葡萄糖 100～150g/d 以上。

2）累积丧失量：由脱水的性质确定：①高渗性脱水以补充水分为主；②低渗性脱水以补充钠盐为主，严重者需补充高渗盐水；③等渗性脱水时补充平衡盐液或等渗盐水。

（3）如何补：补液原则是先盐后糖、先晶后胶、先快后慢、尿畅补钾。

2. 血压偏低或不稳定者，改变体位时动作宜慢，以免因体位性低血压而造成眩晕跌倒；移去环境中的危险品，减少意外伤害的可能。

七、健康教育要点

1. 对高温环境作业者、高强度体育活动者，告知出汗较多时，要及时饮用含盐饮料。对野外、矿井下、航海工作者，让其主动接受水源断绝环境下的生存知识教育。

2. 凡能经口服途径补液者，尽量不静脉输液。

第三节 钾代谢异常

一、低钾血症

1. **概述** 低钾血症是指血清钾浓度低于 3.5mmol/L。常见病因：①钾入量不足：如长期禁食等；②钾排出过多：严重呕吐、持续胃肠减压、肠瘘等导致钾丢失；③钾分布异常：大量输入高渗葡萄糖或多种氨基酸时，使部分细胞外液的钾转移到细胞内液，参与糖原或蛋白质合成。碱中毒时引起细胞外液钾进入细胞内液，同时钾从肾排出增多，引起低钾。

2. 临床特点

（1）最早表现为疲乏、软弱、无力、腱反射减弱，严重时软瘫。

（2）循环系统症状：第一心音低钝，血压低，心律失常，严重者心室纤颤或停搏。

3. 辅助检查

(1) 实验室检查：血清钾浓度低于 3.5mmol/L 。

(2) 心电图检查：早期 T 波宽而低平，继而 S－T 段降低，QT 间期延长，若出现 U 波，有确诊价值。

4. 治疗要点　补充钾盐，以口服最安全，不能口服者静脉补钾，常用液体为 10%氯化钾溶液。静脉补钾原则：

(1) 尿少不补钾：尿量超过 30ml/h 后，才能补钾。

(2) 浓度不过高：切忌将 10%氯化钾溶液直接静脉推注，使用前先将 10%氯化钾溶液稀释成 0.3%的溶液。

(3) 滴速不过快：静脉滴注速度＜60 滴/分。

(4) 补钾不过量：一般禁食每日补钾 2～3g，严重缺钾每日补钾＜6～8g 。

5. 主要护理问题

(1) 活动无耐力：与四肢无力等有关。

(2) 有受伤危险：与软弱无力和意识不清等有关。

6. 护理措施

(1) 纠正低血钾

1) 积极控制病因，病情允许时，多进食肉类、牛奶、香蕉、橘子汁、番茄汁等含钾丰富的食物。

2) 及时补钾：口服钾盐常选用 10%氯化钾、枸橼酸钾等，将药液稀释后服用，以减轻对消化道的刺激。不能口服者可静脉补钾，为预防高钾血症，静脉补钾必须遵循补钾原则。

(2) 加强陪护，避免意外损伤。

7. 健康教育要点　长时间禁食、长期胃肠减压或近期有剧烈呕吐、腹泻者应注意及时补钾，以防发生低钾血症。

二、高钾血症

1. 概述　高钾血症是指血清钾浓度高于 5.5mmol/L 。引起血钾增高常见原因为：①钾入量过多：如大量输入库血等；②钾排出减少：如急性肾衰竭少尿期、使用保钾利尿药物等；细胞内钾外移：如酸中毒、严重挤压伤等。

2. 临床特点

(1) 四肢软弱无力，严重时可软瘫。

(2) 抑制心肌：心跳缓慢、心律不齐，甚至发生心搏骤停。

3. 辅助检查

(1) 实验室检查：血清钾超过 5.5mmol/L 。

(2) 心电图检查：早期T波高而尖，QT 间期延长，随后出现 QRS 波增宽，PR 间期延长。

4. 治疗要点

(1) 禁钾：停用一切含钾的药物，如青霉素钾盐；禁食含钾丰富的食物；不输库血。

(2) 抗钾：应用 10%葡萄糖酸钙溶液 20～30ml 加等量 5%葡萄糖液缓慢滴入，利用钙离子对抗钾离子对心肌的抑制作用。

(3) 转钾：以 5%碳酸氢钠溶液碱化细胞外液，使钾转入细胞内；用葡萄糖加胰岛素做静脉滴注，促进糖原合成，使钾转入细胞内。

(4) 排钾：透析疗法最有效，常用血液透析。

5. 主要护理问题

(1) 活动无耐力：与四肢无力等有关。

(2) 潜在并发症：心搏骤停等。

6. 护理措施

(1) 禁食含钾多的食物及药物。

(2) 加强安全保护，防止意外伤害。

(3) 严密监测心电图变化，及时发现心搏骤停，配合医生进行初期复苏。

7. 健康教育要点　肾功能减退者和长期使用抑制排钾的利尿剂，如螺内酯（安体舒通）、氨苯蝶啶等患者，应限制含钾食物和药物的摄入，并监测血钾浓度，以防发生高钾血症。

第四节　酸碱平衡失调

一、代谢性酸中毒

1. 病因

(1) 体内产酸过多：常见休克、高热、腹膜炎等。

(2) 大量失碱：见于腹泻、肠瘘、胆瘘、胰瘘等。

(3) 排酸减少：如急性肾衰少尿期。

2. 临床特点

(1) 患者最突出症状是呼吸加深加快，重者呼气中有酮体气味。

(2) 酸性环境使毛细血管扩张，故患者颜面潮红、口唇樱桃红等。

3. 辅助检查　血液 pH 和 HCO_3^- 明显下降，尿呈强酸性，血钾可升高。

4. 治疗要点

(1) 积极治疗原发病是纠正代谢性酸中毒的关键。

(2) 纠正脱水：轻度代酸，病因去除后，经正确补液纠正脱水后，多可恢复。

(3) 应用碱性药物：病情严重者，需用碱性液体纠正，首选5%碳酸氢钠溶液。

5. 主要护理问题

(1) 意识障碍：与酸中毒抑制脑细胞代谢活动等有关。

(2) 潜在并发症：高钾血症等。

6. 护理措施

(1) 移去环境中的危险物品，减少意外伤害的可能。

(2) 对病情较重者，须遵医嘱补充5%碳酸氢钠溶液，该溶液宜单独使用，滴速应缓慢。

(3) 定时进行血气分析检查，及时发现高钾血症，配合医生进行降钾处理。

二、代谢性碱中毒

1. 病因

(1) 酸性液体丢失过多：常见幽门梗阻、长期胃肠减压等。

(2) 低血钾。

2. 临床特点

(1) 最突出症状是呼吸变慢、变浅。

(2) 伴低血钾和低血钙表现：四肢乏力、手足麻木或抽搐等。

3. 辅助检查

(1) 血气分析显示血液 pH 值和 HCO_3^- 增高。

(2) 血钾、血钙下降。

(3) 尿呈碱性，在低钾性碱中毒时可出现反常酸性尿。

4. 治疗要点

(1) 轻者经补生理盐水和氯化钾后，病情多可改善。

(2) 重者（HCO_3^- 超过 45mmol/L）需静滴稀盐酸液或 2%氯化铵液。

5. 主要护理问题

(1) 低效性呼吸型态：与碱中毒抑制呼吸中枢等有关。

(2) 潜在并发症：低钾血症、低钙血症等。

6. 护理措施

(1) 鼓励患者进食含钾和含钙丰富的食物。

(2) 加强呼吸道的护理。

(3) 持续观察患者的呼吸频率和深度，监测血气分析及血清电解质浓度的改变。

三、呼吸性酸中毒

1. 病因　最常见的原因是呼吸道梗阻。

2. 临床特点　最突出的表现是胸闷、气促、呼吸困难。

3. 辅助检查　血气分析显示 pH 降低，$PaCO_2$ 上升。

4. 治疗要点　积极治疗原发病，解除呼吸道梗阻。

5. 护理措施

(1) 解除呼吸道梗阻，改善肺通气功能，如吸氧、促进排痰，注意吸入氧浓度不宜过高，否则使呼吸中枢对缺氧的敏感性减弱，进一步抑制呼吸。

(2) 严重者使用碱性药物。

四、呼吸性碱中毒

1. 病因　常因过度换气，CO_2 排出过多所致，常见于癔病、颅脑损伤等。

2. 临床特点　早期呼吸深快，随后浅慢或不规则，继发低血钙可出现手足麻木、抽搐。

3. 辅助检查　血气分析显示血 pH 值增高，$PaCO_2$ 下降。

4. 治疗要点　控制原发病，同时进行对症处理，提高血 $PaCO_2$。

5. 护理措施

(1) 指导患者屏气，或用纸袋、长纸筒罩住口鼻，以增加呼吸道死腔，减少 CO_2 排出；也可吸入含 5%CO_2 的氧气，提高血 $PaCO_2$。

(2) 手足抽搐时，使用钙剂控制。

（杨玉南）

第二章　外科休克患者的护理

第一节　休克概述

休克是由多种强烈致病因素侵袭后，导致有效循环血量锐减、组织灌注不足、细胞代谢紊乱和内脏器官功能受损为特点的临床综合征。

一、病因与分类

1. 根据病因，休克可分为低血容量性休克、感染性休克、心源性休克、神经源性休克和过敏性休克 5 类。

2. 外科临床工作中以低血容量性休克和感染性休克最常见。

3. 低血容量性休克包括创伤性休克、失血性休克和失液性休克共 3 种。

二、病理生理

1. 休克的病理生理基础是有效循环血量锐减和组织灌注不足。

2. 休克时微循环变化分为微循环收缩期、微循环扩张期和微循环衰竭期。

3. 休克时代谢变化包括代谢性酸中毒，血糖升高，水钠潴留，尿素氮、肌酐和尿酸增高等。

4. 内脏器官的继发性损害

（1）休克持续超过 10 小时未纠正，可发生内脏器官功能损害。

（2）发生多系统器官功能障碍时，最先受累的器官是肺。

（3）造成休克患者死亡最常见的原因是多系统器官功能衰竭。

三、临床特点

列表区别休克各期临床表现（表 2－1）

表 2－1　休克的临床特点

分期 临床特点	休克早期 （微循环收缩期）	休克期 （微循环扩张期）	休克晚期 （微循环衰竭期）
神志	清楚、烦躁	淡漠、迟钝	模糊、昏迷
血压	正常，脉压＜20mmHg	血压下降	血压测不到
脉搏	＜100 次/分	100～120 次/分	＞120 次/分
呼吸	稍快	深快	浅快，不规则
皮肤黏膜	苍白	发绀	淤点、淤斑
尿量	正常或减少	＜30ml/h	＜20ml/h 或无尿

四、辅助检查

1. 动脉血气分析　动脉血二氧化碳分压（$PaCO_2$）正常值为 4.8～5.8kPa（35～45mmHg）。休克时，因过度换气，可致 $PaCO_2$ 低于正常。若 $PaCO_2$ 超过 5.8～6.6kPa（45～50mmHg）而通气良好，提示严重肺功能不全；$PaCO_2$ 高于 8 kPa（60mmHg），吸氧后仍无改善，应考虑有急性呼吸窘迫综合征。

2. 弥散性血管内凝血（DIC）的监测　疑有 DIC 时，应测血小板、纤维蛋白原、凝血酶原时间。血小板低于 80×10^9/L、纤维蛋白原少于 1.5g/L，凝血酶原时间比正常延长 3 秒以上时应考虑有 DIC。

3. 中心静脉压（CVP）　代表右心房或胸腔段静脉内的压力，其变化可反映血容量和右心功能。正常值为 0.49～1.18kPa（5～12cmH_2O），当低于 0.49 kPa（5cmH_2O）表示血容量不足；高于 1.47 kPa（15cmH_2O）提示心功能不全；高于 1.96 kPa（20cmH_2O）提示充血性心力衰竭。

4. 肺毛细血管楔压（PCWP）　反映肺静脉、左心房和右心室压力。应用 Swan－Ganz 漂浮导管测量。正常值为 0.8～2kPa（6～15mmHg）。小于 0.8 kPa 表示血容量不足；大于 4.0 kPa（30mmHg）提示有肺水肿。

五、治疗要点

1. 急救措施

（1）吸氧：常用鼻导管给氧，氧流量 6～8L/min。

（2）体位：宜取中凹位或平卧位。

（3）保暖：注意保暖，但不要在体表加温，防止血管扩张进一步减少心、肺、脑等重要器官的血液灌流。

2. 补充血容量　为抗休克最基本的措施。

3. 积极处理原发病　是抗休克的根本措施。

（1）对大出血引起的休克，应在积极抗休克的同时立即手术止血。

（2）对严重感染引起的休克，则应迅速补充血容量，待休克好转再手术处理原发感染病灶。

4. 使用血管活性药　血管活性药包括血管收缩剂、血管扩张剂及强心剂。

（1）血管收缩剂：常用药物有去甲肾上腺素、间羟胺、肾上腺素等。

（2）血管扩张剂：常用药物有多巴胺（扩张肾血管）、酚妥拉明、阿托品等。

5. 纠正酸中毒　首选药物是 5%碳酸氢钠液。

6. 抗凝治疗

（1）DIC 早期：应用肝素、双嘧达莫等药物抗凝治疗。

（2）DIC 晚期：纤维蛋白溶解系统亢进，可使用抗纤维蛋白溶解药如氨基己酸等。

7. 糖皮质激素的应用　糖皮质激素的主要作用是：①增加心输出量；②扩张血管改善微循环；③稳定溶酶体膜，防止细胞自溶坏死；④增强网状内皮系统功能；⑤中和内毒素。常用药物地塞米松、甲泼尼龙等。

第二节　休克患者护理

一、护理评估

1. 健康史　询问引起休克的各种原因。

2. 身体状况

（1）脉搏：临床常用脉率/收缩压（mmHg）计算休克指数，指数为 0.5 表示无休克；1.0～1.5 表示休克；>2.0 为严重休克。

（2）呼吸：当呼吸>30 次/分或<8 次/分，表示病情危重。

（3）体温：休克患者体温大多偏低。感染性休克患者可有高热，若体温突然升至 40℃以上或骤降至 36℃以下，均提示病情危重。

（4）尿量及尿比重：尿量直接反映肾血流灌注情况，是观察休克病情变化最简单和最重要的指标，当尿量<25ml/h，尿比重高，表明血容量不足；当尿量>30ml/h，提示休克好转。

3. 心理和社会状况　患者与家属有不同程度的紧张、焦虑和恐惧。

二、护理问题

1. 体液不足　与大量失血、失液等有关。

2. 气体交换受损　与微循环障碍、呼吸型态改变等有关。

3. 体温异常　与组织灌注不足、严重感染等有关。

三、护理措施

1. 补充血容量，恢复有效循环血量。

（1）建立静脉通路：迅速建立 1～2 条静脉输液通道，如静脉穿刺困难时，应行中心静脉插管，可同时监测 CVP。

（2）合理补液：一般先快速输入晶体液，如等渗盐水、平衡盐液；后输胶体液，如全血、血浆、白蛋白等。根据中心静脉压及血压情况调整输液速度（表 2－2）。

表 2－2　中心静脉压与补液的关系

CVP	BP	原因	处理原则
低	低	血容量严重不足	加快输液速度
低	正常	血容量不足	适当补液
高	低	心功能不全/血容量过多	减慢输液速度、给强心药，纠酸
高	正常	容量血管过度收缩	舒张血管
正常	低	心功能不全/血容量不足	补液试验*

＊补液试验：取等渗盐水 250ml，于 5～10 分钟内经静脉输入，若血压不变而中心静脉压升高，提示心功能不全；若血压升高而中心静脉压不变，则提示血容量不足。

（3）观察病情：若休克患者从烦躁转为安静，淡漠迟钝转为对答自如；面色转红，肢体转暖；尿量＞30ml/h，均提示休克好转。

2. 改善组织灌注

（1）使用抗休克裤：抗休克裤充气后，在腹部与下肢加压，可减少下半身的血液灌流，血液优先供应心、肺、脑等重要生命器官，同时可以控制下肢出血。当休克纠正后，在血压监护下由腹部开始缓慢放气，每15分钟测量血压一次，若血压下降超过5 mmHg，应停止放气，及时补充血容量。

（2）应用血管活性药物：血管扩张剂需在血容量补足的前提下使用；严防血管收缩药外渗，如有外渗应立即停止注射，局部用0.25％普鲁卡因封闭，防止组织坏死。

四、健康教育要点

1. 加强自我保护，避免损伤或其他意外事故。

2. 初步学会意外伤害的自救知识和技术。

3. 发生严重创伤或疾病及时到医院就诊。

（杨玉南）

第三章　营养支持患者的护理

第一节　概　述

一、外科患者的代谢特点

1. 饥饿状态下的代谢特点　依次消耗糖、脂肪、蛋白质，此为慢性消耗性疾病患者的代谢特点。表现为进行性消瘦、易感染、腹水，最终可因多器官功能障碍综合征（MODS）而死亡。

2. 应激状态下的代谢特点　在应激状态下，糖原、脂肪、蛋白质均分解加速。此为急、重症疾病患者的代谢特点。表现为消瘦不明显，但血糖高、低蛋白血症、易感染、多器官功能障碍。

二、营养状态的评定及营养不良的诊断

主要从两方面评定：

1. 能量物质的储备　包括糖、脂肪、蛋白质的储备量。

2. 免疫状态。

三、临床表现

1. 消瘦型营养不良　主要表现为进行性消瘦，临床上常见于慢性消耗性疾病。

2. 低蛋白型营养不良　主要表现为低蛋白血症、水肿、易感染、多器官功能障碍，临床见于急重症疾病。

3. 混合型营养不良　兼具上述表现，临床上常见于严重疾病的后期。

四、外科患者的营养需求

1. 糖　提供能量。

2. 脂肪　提供能量。

3. 蛋白质　维持血胶体渗透压、组织修复、维持免疫状态和器官功能。

4. 水和电解质　维持体液平衡、参与和维持正常的代谢过程。

5. 维生素　参与和维持正常的代谢过程。包括水溶性维生素（B、C 族，体内无储备），和脂溶性维生素（A、D、E、K 族，有一定储备量）。

6. 微量元素　如铁、铜、锌、硒等，参与和维持正常的代谢过程。

五、营养途径

1. 肠内营养（EN）　首选途径。

2. 肠外营养（PN）　即静脉营养。完全经此途径补充营养，称为全胃肠外营养（TPN）。

第二节　肠内营养

一、概述

1. 适应证与禁忌证　凡具有一定胃肠道功能且允许被利用者，均应考虑肠内营养。反之，则为禁忌。

2. 供给方式

(1) 经口自主进食。

(2) 管饲：包括鼻胃管、鼻肠管、胃造瘘管和肠造瘘管；使用流质，可经管分次推注或连续输注；呕吐、误吸、腹痛、腹胀、腹泻是常见并发症。

二、护理

1. 主要护理问题

(1) 营养不良：与营养物质摄入不足或消耗过多有关。

(2) 知识缺乏：缺乏正确喂养的护理知识。

2. 管饲的护理要点

(1) 喂养液当日配置，4℃下冰箱保存，24 小时内用完。

(2) 取半坐卧位输注，输注后 1 小时内不宜平卧。

(3) 输注前后均以 30ml 温水冲洗饲管。

(4) 喂养液温度 38～40℃为宜。

(5) 分次推注时，4～6 次/天，间隔时间不少于 2 小时，每次不超过 200ml，每次 10～20 分钟完成。

(6) 每 4 小时抽测一次胃内残留量，如＞150ml，暂停输注。

第三节　肠外营养

一、概述

1. 适应证　凡不能经肠内营养或肠内营养不能满足需求者。

2. 营养途径

(1) 周围静脉：营养需求量小、不超过 2 周者。

(2) 中心静脉：营养需求量大、超过 2 周者。

3. 营养制剂

(1) 葡萄糖溶液：浓度有 5%、10%、25%、50%。其中，25%、50%者对静脉壁的刺激大，不宜经周围静脉连续输注。

(2) 脂肪乳剂：浓度有 10%、20%、30%，输注过快可致胸闷、心悸或发热等反应，称“脂肪超载综合征”。

(3) 复方氨基酸溶液：一般含必需氨基酸（EAA）8 种、非必需氨基酸（NEAA）8～12 种，是肠外营养主要的氮来源，用于合成蛋白质。

（4）电解质：有等渗盐溶液、10％氯化钾、10％葡萄糖酸钙、25％硫酸镁、甘油磷酸钠等，以补充钠、钾、钙、镁、磷。

（5）维生素：水溶性和脂溶性维生素。

（6）微量元素：有复方微量元素制剂，为脂溶性。

（7）人血制品：有血浆、人体白蛋白制剂、人体球蛋白制剂。

4. 输注方式

（1）混合输注：是将多种营养制剂混合，称为全营养混合液（TNA）。

（2）单瓶输注：单瓶依次输注。

5. 并发症

（1）穿刺与长期置管可导致气胸、血管损伤、空气栓塞、血栓性静脉炎、脓毒症。其中，空气栓塞最严重。

（2）浓度过高或输注过快、过多，可导致高血糖、高血脂、高渗性非酮性昏迷、脂肪超载征等代谢性并发症。其中，高渗性非酮性昏迷最严重。

（3）长期的全肠外营养，可致肝功能不全、胆石症、肠黏膜萎缩、肠道屏障破坏、细菌易位而发生肠源性感染。

二、护理

1. 主要护理问题

（1）舒适的改变：与长时间输液有关。

（2）潜在并发症：气胸、空气栓塞、脓毒症、高渗性非酮性昏迷、血栓性静脉炎等。

2. 护理措施

（1）全营养混合液的配置与保存

1）原则上应在层流室或层流台内配制。

2）水溶性和脂溶性制剂分别加入水溶液和脂肪乳剂中；钙、磷不能加入同一水溶液中；脂肪乳剂中不能加入电解质溶液；营养液中不能加入任何治疗性药物。

3）将上述分别配制好的溶液同时、匀速地注入大营养袋，边注入边充分摇匀。

4）现用现配。若因故暂时不用，4℃冰箱保存，24 小时内用完。

（2）全营养混合液的输注：12 小时或 24 小时内匀速滴完。避免忽快忽慢，以预防代谢性并发症。

（3）观察和预防并发症

1）气胸：表现为胸闷、呼吸困难、穿刺侧呼吸音减弱。

2）空气栓塞：表现为突发口唇发绀、颈静脉怒张，甚至呼吸、心跳停止。置管时和输注后旋紧导管塞，以及输注时紧密、牢固连接输液管道是防止发生空气栓塞的关键。

3）脓毒症：主要表现为持续高热。应每日消毒穿刺部位、更换敷料。

4）高血糖和高渗性非酮性昏迷：多为含糖溶液输注过快所致，注意控制输注速度。

5）高脂血症或脂肪超载综合征：多为输注过快所致，表现为发热、急性消化道溃疡、血小板减少、溶血、肝脾大、骨骼肌肉疼痛等。

（潘兆年）

第四章　麻醉患者的护理

第一节　概　述

麻醉是通过药物或其他方法，使患者的痛觉暂时消失的一种技术。根据麻醉部位和麻醉药物的不同可将其分为：①局部麻醉：包括表面麻醉、局部浸润麻醉、区域阻滞麻醉和神经阻滞麻醉；②椎管内麻醉：包括蛛网膜下隙阻滞麻醉（腰麻）、硬膜外隙阻滞麻醉和骶管阻滞麻醉；③全身麻醉：包括吸入麻醉、静脉麻醉和复合麻醉；④基础麻醉。

一、局部麻醉

1. 概述　局部麻醉是指局麻药作用于周围神经支配的某个部位而产生麻醉的方法。局部麻醉操作简便、费用低、安全性好、并发症较少，常用于门诊小手术。

2. 常用局部麻醉方法

（1）表面麻醉：是将穿透力强的局麻药施用于黏膜表面，使其透过黏膜阻滞黏膜下的神经末梢而产生的表浅麻醉。常用于眼、鼻、咽喉、气管、尿道等表浅手术或内镜检查。

（2）局部浸润麻醉：是将局麻药按组织层次分层注射于手术区域的组织内，阻滞其中的神经末梢而使手术局部区域产生麻醉的方法。常用于较小范围的手术。

（3）区域阻滞麻醉：是将局麻药注射在手术区域四周和底部，阻滞进入手术区的神经纤维而使手术区域产生麻醉的方法。该法较适用于体表小肿块（如乳房良性肿瘤）切除术。

（4）神经阻滞麻醉：是将局麻药注入神经干、神经丛的周围，使其所支配区域产生麻醉的方法。常用于阴茎神经、肋间神经、指（趾）神经、颈丛神经和臂丛神经阻滞。

3. 常用局麻药物

（1）酯类：常用药物有普鲁卡因、丁卡因等。此类药物可引起过敏反应，使用前应常规进行药物过敏试验。普鲁卡因成人一次用药的限量为 1 000 mg；丁卡因一次用药的限量为 100mg 。

（2）酰胺类：常用药物是利多卡因、丁哌卡因（布比卡因）等。利多卡因成人一次用药的限量为 400mg 。

二、椎管内麻醉

1. 概述　根据局麻药注入椎管内腔隙的不同，分为蛛网膜下隙阻滞麻醉（腰麻）和硬膜外阻滞麻醉，统称椎管内麻醉。

2. 蛛网膜下隙阻滞麻醉　又称腰麻。腰麻穿刺部位在 L_3～L_4 或 L_4～L_5 间隙，本方法适用于 2～3 小时以内的下腹部、会阴部和下肢的手术。

3. 硬膜外隙阻滞麻醉　本法具有生理干扰轻、并发症少、可分次注药实现麻醉时间不受限制等优点，在临床应用广泛。硬膜外隙阻滞麻醉适用于除头部以外的任何手术，尤其适用于上腹部手术。

4. 骶管阻滞麻醉　骶管阻滞麻醉实际上仍属于硬膜外隙阻滞麻醉，适用于直肠、肛门和会阴部手术。

三、全身麻醉

全身麻醉适用于全身各部位手术，是目前临床上最常用的麻醉方法。按麻醉药进入体内的途径不同可分为吸入麻醉和静脉麻醉。

1. 吸入麻醉　由于麻醉药经呼吸道进入体内和排出体外，故麻醉深度的调节比其他麻醉方法更为容易，在临床麻醉中应用也最广泛。常用的气体麻醉药有氧化亚氮，挥发性液体麻醉药有异氟烷、恩氟烷、氟烷等。

2. 静脉麻醉　其优点是操作简便、诱导迅速，作用平稳而持久，缺点是麻醉深度不易调节，容易产生快速耐药，无肌松作用。常用的静脉麻醉药有硫喷妥钠、氯胺酮等。

（1）硫喷妥钠：小剂量注射有镇静催眠作用，剂量稍大时，注药后 30 秒内即可使患者入睡，作用时间 15～20 分钟。本药主要用于全麻诱导、短小手术麻醉、控制惊厥。

（2）氯胺酮：是一种分离性强镇痛麻醉药，主要用于全麻诱导和小儿基础麻醉。

四、基础麻醉（略）

第二节　麻醉前护理

一、概述

为了提高患者对麻醉和手术的耐受力，确保麻醉和手术的安全及顺利，减少麻醉后并发症，应认真开展麻醉前护理评估，积极做好麻醉前的各项准备及相关的护理工作。

二、辅助检查

常规进行血、尿、粪、出凝血时间，肝、肾功能检查及心电图、胸部 X 线等检查，必要时还应进行血气分析及电解质测定等检查。

三、主要护理问题

1. 焦虑　与对麻醉的无知和担心麻醉的安全性有关。

2. 知识缺乏　缺乏配合麻醉的相关知识。

3. 潜在并发症　呼吸道梗阻、心律失常、麻醉意外等。

四、护理措施

1. 一般护理　应告知患者注意休息，保障睡眠；纠正患者的体液失衡、营养不良及贫血，提高麻醉的耐受力；术前 2 周应戒烟，并进行深呼吸锻炼。

2. 病情观察　应观察患者生命体征是否平稳；高血压、糖尿病患者的血压、血糖是否控制在适度范围内等。

3. 麻醉配合

（1）麻醉前准备

1）禁饮食：麻醉前须禁食12小时，禁饮4～6小时。

2）局麻药过敏试验：普鲁卡因、丁卡因应做皮肤过敏试验。

3）其他准备：患者进入手术室实施麻醉前应摘除义齿、戒指、手链、项链等，以防这些佩带物在麻醉中对患者造成损伤。若涂有口红也应擦除，以便麻醉中观察唇色。

（2）麻醉前用药：常用药物有以下几种：

1）催眠药：常用苯巴比妥钠，能预防局麻药物毒性反应。适用于各种麻醉前。

2）安定镇静药：常用地西泮，适用于各种麻醉前。

3）镇痛药：能提高痛阈，增强麻醉效果，在椎管内麻醉前给药能减轻腹部手术中的内脏牵拉反应。常用的镇痛药有哌替啶、吗啡、芬太尼等，因对呼吸中枢有抑制作用，故小儿、老人应慎用，呼吸功能障碍者及临产的孕妇禁用。

4）抗胆碱药：常用阿托品、东莨菪碱、山莨菪碱等。有抑制腺体分泌的作用，可使口腔唾液和呼吸道黏液减少，有利保持呼吸道通畅，是全麻前不可缺少的用药。

五、健康教育要点

教育患者一定要配合好麻醉前的各项准备工作，按时禁饮、禁食、戒烟，进行深呼吸运动训练等。

第三节　麻醉后的监测与护理

一、概述

麻醉后护理重点是严密监测麻醉及手术创伤所造成的各系统功能紊乱，预防术后并发症，促进机体全面康复。

二、主要护理问题

1. 疼痛　与麻醉药物作用消失有关。

2. 有受伤的危险　与麻醉后感觉与运动未完全恢复有关。

3. 潜在并发症　常见的有窒息、肺不张和肺炎等。

三、护理措施

1. 一般护理

（1）安置合适体位：全麻患者清醒前应取去枕平卧位，头偏向一侧；蛛网膜下隙阻滞麻醉者应去枕平卧6～8小时，椎管内麻醉后宜平卧4～6小时。

（2）饮食与营养：全麻和椎管内麻醉后，早期宜禁食、禁饮，并遵医嘱给予静脉输液和营养支持。麻醉作用消失后，可指导或协助患者合理饮食。

2. 病情观察

（1）观察术后意识、精神状态、生命体征、肢体运动与感觉情况等。

（2）观察和处理并发症

1）局麻并发症：主要有毒性反应，常见原因有：一次用量超过限量、局麻药误注入血管内、药物吸收过快、患者耐受性差等。局麻药中毒反应表现为兴奋、多语、谵妄、心慌、眩晕、惊恐、肌肉颤抖等。处理措施：立即停止用药、给氧；建立静脉输液通道；遵医嘱给予地西泮、苯巴比妥类药物镇静；抽搐和惊厥者给予硫喷妥钠；血压下降者给麻黄碱维持循环功能。

2）椎管内麻醉并发症：①腰麻的并发症：头痛是腰麻后常见并发症，特点坐起或站起头痛加重，平卧减轻，处理方法是让患者平卧休息，补液；发生血压下降时应加快输液速度、给予麻黄碱；出现心动过缓时，可静脉注射阿托品等。②硬膜外阻滞麻醉的并发症：全脊髓麻醉，是硬膜外隙阻滞最危险的并发症，主要表现为迅速出现血压下降、意识丧失、呼吸停止等。应立即协助气管插管和人工通气，加快输液速度、使用升压药物等，维持呼吸与循环功能；神经损伤，一般采取对症处理。

3）全麻并发症：①呕吐与窒息：一旦发现呕吐征兆，应将患者上身放低，头偏向一侧，并及时清除呕吐物。②呼吸道梗阻：舌后坠时应托起下颌，并清除咽喉部分泌物。喉头水肿者可给予糖皮质激素，必要时行气管切开。③低血压：若以往血压正常，麻醉中血压低于80/50 mmHg，或以往有高血压史，麻醉中血压下降超过麻醉前的30%，即可诊断为低血压。应加快输液，必要时使用麻黄碱。④高血压：是全身麻醉中最常见的并发症，若麻醉期间舒张压高于100 mmHg或收缩压高于基础值的30%，即可诊断为高血压。应针对原因进行处理，对合并顽固性高血压者，应给予降压药或其他药物进行控制。⑤心脏骤停与心室颤动：为最严重的麻醉意外事件，应及时采取复苏措施。

3. 治疗配合　①维持呼吸功能，保持呼吸道通畅；维持循环功能，若血压下降、脉搏加快、中心静脉压低应加快输液，必要时应遵医嘱使用麻黄碱维持血压。若心动过缓，可用阿托品。②术后镇痛，应遵医嘱给予镇痛药，目前术后镇痛给药方法有两种：即传统方法口服、肌内、皮下或静脉注射给药；自控镇痛法，是一种利用镇痛泵控制疼痛的方法。

四、健康教育要点

麻醉后的不适与并发症会随着麻醉药作用的消失而自动缓解或消失，不会导致后遗症。如果腰麻后头痛在出院时仍未缓解，也不必忧虑，只要注意休息，加强营养，能够自愈。

（程文海）

第五章　外科围手术期患者的护理

第一节　概　述

围手术期包括手术前期、手术中期和手术后期3个阶段。按疾病种类、时限性及性质手术大致分为三类：①择期手术：手术日期的迟早不影响治疗效果，有充分时间术前准备，以减少术后并发症，如胃、十二指肠溃疡行胃大部切除术等；②限期手术：手术时间虽然可以选择，但不易延迟过久，如恶性肿瘤根治术等；③急症手术：对于危及生命的疾病，需要在最短时限内完善必要的准备，进行紧急手术，例如脾破裂、肝破裂等。

第二节　手术前患者护理

一、概述

了解患者的一般情况、询问既往病史，注意与现患疾病相关的病史与用药情况，既往是否有手术史、过敏史及现用药物是否对手术有影响。对年龄与性别、营养状态、手术耐受性、心理社会状况以及术前辅助检查进行护理评估。

二、主要护理问题

1. 焦虑/恐惧　与不了解疾病性质、缺乏手术相关知识、担心预后及经济负担等有关。
2. 营养失调　低于机体需要量，与禁食或进食不足等有关。
3. 体液不足　与长期呕吐、腹泻及液体摄入不足等有关。
4. 睡眠型态紊乱　与不适应住院环境、担忧疾病预后等有关。
5. 知识缺乏　缺乏有关术前准备的知识。

三、护理措施

1. 心理护理　加强与患者交流沟通，及时发现情绪变化，对症疏导。
2. 生理准备

（1）胃肠道准备：成人术前12小时禁食，4小时禁饮，以预防麻醉引起的呕吐及误吸。全麻及椎管内麻醉术前晚应肥皂水灌肠或服缓泻剂，防止麻醉后肛门括约肌松弛，粪便流出而污染手术台以及减轻术后腹胀和便秘。结直肠手术者术前须口服肠道抑菌药物以及清洁灌肠，以预防术中切口污染。

（2）呼吸道准备：进行深呼吸和有效排痰训练；吸烟者，术前2周戒烟，有肺部感染者，术前3～5天开始应用抗生素；痰液黏稠者，可做超声雾化吸入。

（3）手术区皮肤准备：皮肤准备一般在术前一天进行，是预防切口感染的重要环节。

3. 手术日晨护理　全面检查术前准备情况；测量体温、脉搏、呼吸、血压，若发现患者体温、血压升高或女患者月经来潮，及时通知医师，必要时延期手术；术前30～60分钟遵医嘱术前用药；胃肠及上腹部手术者，术前置胃管；患者入手术室前取下义齿、发夹、眼镜、手表、首饰等；排尽尿液，估计手术时间长或拟行盆腔手术者，应留置导尿；准备手术需要的物品，如病历、X线片、CT片、MRI片、药品、引流瓶等，随患者一同带入手术室。

4. 急诊手术前的准备　除呼吸道梗阻、心搏骤停、脑疝及大出血等特别紧急情况外，仍应完成必要的准备。立即禁食、皮肤准备，药物过敏试验；立即建立静脉通路，纠正水、电解质和酸碱失衡；急查血、尿、便常规，出凝血时间、血型、交叉配血等；立即输血，补充血容量，缓解休克状态；急诊患者不灌肠、不导泻、不做复杂检查；给予术前用药，送往手术室。

第三节　手术室护理工作

手术室应设在安静、清洁、方便与相关科室联络的位置。手术间数目与外科床位数之比为1∶20～25。手术间各物品应有固定放置点。室温保持在24～26℃，相对湿度以50%～60%为宜。一般手术间为30～40m^2；特殊手术间约60m^2，适用于体外循环手术、器官移植手术等；小手术间面积在20～30m^2。手术室须严格划分为限制区（无菌区）、半限制区（清洁区）和非限制区（污染区）。

严格执行无菌操作的规程，术者进行手及手臂的皮肤准备，穿无菌手术衣和戴无菌手套。

手术患者须提前送到手术室，做好手术准备。手术时患者需要取合适的体位，为了显露手术野利于操作，常用的体位有仰卧位、侧卧位、截石位、俯卧位等。

手术区皮肤消毒范围应至少包括手术切口周围15cm的区域。

器械护士的职责主要是管理无菌器械台、准备和传递手术器械。巡回护士的职责主要是负责手术台下的配合工作，包括术前准备及术中执行各项治疗、抢救工作。凡进入胸、腹腔、颅腔及深部组织手术前及关闭体腔前巡回护士与器械护士应共同清点、核对手术器械、敷料、缝针等数目，做好记录，并签名。术中临时增加或减少物品时，需两人核对并及时记录，严防异物遗留在体腔或组织内。

第四节　手术后患者护理

一、概述

了解麻醉的种类、使用的麻醉药物、手术方式、术中情况、出血量、输液输血量、尿量及用药情况，安置引流管的位置及作用等；观察患者麻醉恢复、切口及引流物情况以及是否发生并发症；加强患者心理护理。

二、主要护理问题

1. 躯体移动障碍　与切口疼痛、放置管道等有关。

2. 知识缺乏 缺乏术后康复等相关知识。

3. 潜在并发症 出血、感染等。

三、护理措施

1. 一般护理

(1) 术后卧位：全麻患者未清醒前应平卧、头偏向一侧；腰麻患者术后去枕平卧 6～8 小时。

(2) 观察生命体征：监测生命体征的时间应根据手术大小决定，有条件者可使用床边心电监护仪连续监测。

(3) 饮食护理：饮食时间应根据手术部位、麻醉种类和肠蠕动恢复情况决定。

1) 非腹部手术：局麻和小手术患者如无任何不适，术后即可进食。腰麻和硬脊膜外麻醉，术后 6 小时可根据患者情况进食。全麻应待患者清醒，恶心、呕吐消失后，视病情进食。

2) 腹部手术：尤其是消化道手术，一般需禁食 2～3 天，待肠蠕动恢复、肛门排气后，开始进流质。

(4) 切口护理：观察切口有无渗血、渗液、敷料脱落及局部红、肿、热、痛等感染征象。缝线拆除时间依据患者年龄、切口部位、局部血流供应情况决定。头、面、颈部手术后 3～5 天拆线；胸部、上腹部、背部、臂部为 7～9 天；下腹部、会阴部为 5～7 天；四肢为 10～12 天，必要时可间隔拆线。

(5) 引流护理：定期观察引流是否通畅，有无阻塞扭曲、折叠和脱落，并记录引流量、颜色、性质。

(6) 活动：如无禁忌，应早期下床活动。

2. 术后常见不适的护理

(1) 切口疼痛：麻醉作用消失后，患者可出现疼痛。术后 24 小时内疼痛最为剧烈。护理措施包括解释切口疼痛的规律，分散患者的注意力，如听音乐、与人交谈等；遵医嘱给予镇静、止痛药等。

(2) 发热：术后患者的体温可略升高，幅度在 0.5～1.0℃，一般不超过 38℃，临床称之为外科手术热。若术后 3～6 天仍持续发热，则提示存在感染或其他不良反应。

(3) 恶心呕吐：常见的原因是麻醉反应，麻醉作用消失后即可恢复。可遵医嘱给予止吐药、镇静药及解痉药；若持续呕吐，应查明原因，注意有无水、电解质紊乱、急性胃扩张、胃肠道梗阻等。

(4) 腹胀：通过胃肠减压，肛管排气；协助患者多翻身，下床活动；腹部热敷；遵医嘱用新斯的明肌注等措施缓解。

(5) 呃逆：多为暂时性，手术后早期发生者，可采用压迫眶上缘、抽吸胃内积气和积液、给予镇静或解痉药等措施。上腹部术后患者若出现顽固性呃逆，要警惕膈下积液或感染的可能。

(6) 尿潴留：若患者术后 6～8 小时尚未排尿，耻骨上区叩诊有浊音区，可确诊为尿潴留。首先采取诱导排尿，无效时在严格无菌操作下导尿。

3. 手术后并发症的护理

(1) 术后出血：常发生在术后 24～48 小时内，特别是术后数小时内。严密观察患者生命体征、手术切口及引流情况，如有明显异常，及时通知医师；给患者平卧位、吸氧，遵医嘱输液、输血，使用止血药等；积极做好再次手术止血准备。

（2）切口感染：切口感染常发生在术后3～5天。患者主诉切口疼痛加重或减轻后又加重，伴体温升高、脉搏加速、白细胞计数和中性粒细胞比例增高。注意观察手术切口情况，保持切口清洁，敷料干燥；局部理疗，必要时拆除缝线引流，定时换药；遵医嘱使用抗生素。

（3）切口裂开：见于年老体弱、营养不良患者，在腹部手术后1周左右发生。部分裂开，用蝶形胶布固定切口，并以腹带加压包扎；切口全层裂开，用无菌生理盐水纱布覆盖切口，加腹带包扎，与医师联系立即送往手术室重新缝合。**凡肠管脱出切口外时，应妥善保护，切不可将其回纳腹腔，以免引起腹腔感染。**

（4）肺部感染：常发生在胸部、腹部大手术后。术后鼓励患者有效咳嗽、咳痰、协助翻身、拍背；半卧位，病情许可尽早下床活动；保持病室适宜温度、湿度，维持每日液体摄入量；痰液黏稠可给予超声雾化吸入；遵医嘱应用抗生素及祛痰药。

（5）泌尿系并发症：术后长期卧床排尿不畅易引起泌尿系统的感染和结石。术前训练床上排尿；因疼痛引起排尿不畅适当止痛；鼓励患者多饮水，保持尿量在1500ml/d以上，以利于冲洗尿路；导尿或留置导尿的患者要严格无菌操作；观察尿液并及时送检。

（6）下肢静脉血栓形成及血栓性静脉炎：多因术后长期卧床，同时下肢静脉多次输注高渗液体和刺激性药物等引起。患者主诉小腿轻度疼痛和压痛或腹股沟区疼痛和压痛，体检发现患肢凹陷性水肿，腓肠肌挤压试验或足屈曲试验阳性。应停止在有炎症的静脉进行输液；抬高患肢，局部硫酸镁湿热敷，配合理疗和抗生素治疗；**禁忌局部按摩，以防血栓脱落。**抗凝、溶栓治疗期间，需加强出、凝血时间的监测。

四、健康教育要点

1. 疾病康复指导　指导患者自我护理、自我保健，避免诱发因素，巩固效果。
2. 心理保健知识指导　提高患者心理适应能力和社会生活能力。
3. 饮食卫生知识指导　根据疾病性质及手术的具体情况，教育患者遵守有关饮食方案。
4. 合理用药知识指导　遵医嘱教会患者合理用药。
5. 术后功能恢复及活动指导　指导患者在身体条件允许下，循序渐进开展有关功能训练，最大限度地恢复生活和工作能力。
6. 确定复诊的要求和时间等。

（楚翠兰）

第六章　外科感染患者的护理

第一节　概　述

一、概念

外科感染是指临床上需要手术治疗的感染性疾病和发生在手术、创伤、介入性诊疗操作后的感染。外科感染有以下 4 个特点：①一种致病微生物可引起不同的疾病，同一种疾病也可以是由不同的致病微生物引起；②感染后局部症状和体征明显，可引起化脓、坏死，愈合后形成瘢痕，影响功能；③多数需要外科治疗而痊愈；④临床上以混合感染为主，且以细菌感染最为常见。

1. 感染的分类

（1）按致病菌种可分为非特异性感染和特异性感染。

1）非特异性感染又称为化脓性感染或一般感染，为外科最常见的感染。常见化脓性致病菌有金黄色葡萄球菌、溶血性链球菌、大肠埃希菌、铜绿假单胞菌等。

2）由结核杆菌、破伤风梭菌、产气荚膜梭菌等特异性细菌引起的感染为特异性感染，其病理变化及临床表现因病原菌的不同而具有特异性。

（2）按疾病的演变过程可分为急性、慢性、亚急性感染。

1）急性感染指发病急骤，病程少于 3 周，以急性炎症为主。

2）慢性感染指起病较缓慢，病程超过 2 个月，以慢性炎症为主。

3）亚急性感染指病程介于 2 周至 2 个月。

2. 病理生理　细菌侵入后，人体即产生防御反应，在局部出现充血、水肿、坏死等炎症病理变化，全身则出现体温升高、白细胞数升高等反应。结局有 3 种：①痊愈或局限化；②感染扩散；③转为慢性炎症。

二、临床特点

1. 局部症状

（1）非特异性感染典型的局部症状有红、肿、热、痛、功能障碍。不同的致病菌引起的感染，其临床特点如下：

1）金黄色葡萄球菌：产生溶血素、杀白细胞素和血浆凝固酶。脓液黄色、稠厚、无臭味，感染易局限，可形成转移性脓肿。

2）溶血性链球菌：产生溶血素、透明质酸酶和链激酶等。脓液淡红色、稀薄、量大，感染易扩散。

3）大肠埃希菌：单独致病力弱，常与厌氧菌混合感染。混合感染后脓液稠厚、灰白色、有粪臭味。

4）铜绿假单胞菌：对多数抗生素不敏感，常引起大面积烧伤创面的感染及脓毒症。脓液淡绿色、有特殊的甜腥臭味。

(2) 特异性感染可有特殊表现，如破伤风患者表现为肌肉强直性痉挛。

2. 全身症状

感染轻者无全身症状，较重者表现为畏寒发热、头晕头痛、全身不适、乏力、食欲减退，心率加快等症状。

三、辅助检查

1. 实验室检查　若白细胞计数高于 12×10^9/L 或低于 4×10^9/L，提示感染严重。

2. 细菌培养　必要时可重复培养。

四、治疗要点

1. 局部治疗　包括患部制动、保护感染部位、局部用药及理疗、手术切除病灶或切开引流等措施。

2. 全身治疗　包括注意休息，加强营养、维持正常体温、输血输液、合理使用抗菌药物等。

第二节　浅部软组织化脓性感染

一、概述

浅部软组织化脓性感染是指浅表皮肤、皮下组织、肌间隙及局部疏松结缔组织的感染。常见的浅部软组织化脓性感染有疖、痈、急性蜂窝织炎、丹毒、急性淋巴管及淋巴结炎、脓肿及手部化脓性感染等。

二、临床特点

1. 疖　致病菌多为金黄色葡萄球菌或表皮葡萄球菌。位于面部，尤其是鼻、上唇及其周围“危险三角区”的疖，感染可沿内眦静脉、眼静脉进入颅内引起海绵状静脉窦炎。

2. 痈　致病菌多为金黄色葡萄球菌。好发于皮肤厚韧的颈、背等部位。病变范围比较大，界限不清。局部红肿、稍隆起、中央可见多个白色脓栓，病灶呈蜂窝状。多伴全身症状。上唇痈易引起颅内感染。

3. 急性蜂窝织炎　致病菌主要是溶血性链球菌，其次为金黄色葡萄球菌、大肠埃希菌等。病变范围比较大，无明显边界。局部红肿明显、伴剧痛。病变中央可坏死、化脓。深部感染可有深压痛，多伴全身症状。口底、颌下咽部急性蜂窝织炎可致喉头水肿引起窒息而危及生命。

4. 急性淋巴管（结）炎　主要致病菌为乙型溶血性链球菌、金黄色葡萄球菌等。网状淋巴管炎即为丹毒，好发于面部和下肢，一般不化脓，有灼痛感，常有寒战、发热及全身不适症状；浅层管状淋巴管炎可在原发感染灶近心端见一条或多条“红线”，触之较硬并有压痛；深层淋巴管炎表现为患肢肿胀，呈条形压痛；急性淋巴结炎主要表现为淋巴结肿大、压痛、甚至形成脓肿并伴有全身症状。

5. 手部急性化脓性感染　临床上以甲沟炎和脓性指头炎较多见。主要致病菌为金黄色葡萄球菌。甲沟炎表现为甲沟皮下红肿、疼痛，发展可出现白色脓点，但不易破溃，可触及有波动感，可扩散并形成甲下脓肿，向深部发展可形成脓性指头炎；脓性指头炎早期表现为指头轻度红肿、刺痛，因局部张力较高，当指动脉受压，疼痛转为搏动样跳痛，多伴有发热等全身症状。

6. 脓肿　浅部脓肿局部红、肿、热、痛明显，触及波动感可明确诊断。深部脓肿局部症状不明显，仅有深压痛，压痛点部位穿刺可抽到脓液，全身症状明显。

三、辅助检查

急性感染患者，行血常规检查可发现白细胞计数和中性粒细胞比例增高；血液、脓液细菌培养和药物敏感试验可确诊病原菌并为选择抗生素提供依据。

四、治疗要点

1. 疖　早期可热敷、理疗，局部涂碘酒、碘伏、鱼石脂软膏等；已形成脓肿，须及时切开引流。

2. 痈　脓肿未形成时，局部用50%硫酸镁湿敷，并全身应用抗菌药物；脓肿形成后，做“十”或“十十”形切口引流并清除坏死组织，唇痈禁忌切开。

3. 急性蜂窝织炎　局部用50%硫酸镁溶液湿敷，全身应用抗生素；对厌氧菌感染引起的蜂窝织炎，伤口用3%过氧化氢冲洗、湿敷并隔离治疗；形成脓肿时应及时切开引流，特别是口底、颌下及颈部蜂窝织炎应尽早切开，以防止喉头水肿。

4. 急性淋巴管（结）炎　抬高患肢、制动、局部用50%硫酸镁溶液湿敷，并使用抗菌药物。丹毒患者在全身症状消失后需继续用药3～5天，防止复发；淋巴结形成脓肿者，应切开引流。

5. 脓肿　切开引流是处理脓肿的基本措施。有全身感染中毒症状者，应合理使用抗生素。

6. 手部急性化脓性感染　早期可外敷药物、理疗和使用抗生素，形成脓肿后需切开引流。甲沟脓肿应沿甲沟旁纵行切开，脓性指头炎应取患指侧面纵切口。

五、主要护理问题

1. 疼痛　与炎症反应有关。

2. 体温过高　与病原菌感染有关。

3. 潜在并发症　颅内海绵状静脉窦炎、感染性休克、喉头水肿、指骨坏死等。

六、护理措施

1. 保持皮肤清洁，患肢抬高、制动，以减轻局部肿胀、疼痛，促进炎症消退。病情严重者应卧床休息。丹毒患者要隔离治疗并做好个人防护措施。

2. 给予高维生素、高热量、高蛋白饮食。高热、口底感染者流质或半流质饮食。

3. 密切观察患者的神志、血压、呼吸、脉搏及体温的变化，注意有无全身感染中毒症状、感染性休克征象及脓肿转移。“危险三角区”的疖和上唇部位的痈需特别注意观察有无颅内感染征象；口底、颈部蜂窝织炎患者需严密观察有无呼吸困难；手部感染的患者应注意有无指骨坏死的症状；脓肿切开引流者，应注意脓液的色泽和量。

4. 根据细菌培养和药物敏感试验，合理有效使用抗菌药物。

5. 加强营养支持，必要时遵医嘱输新鲜血。

6. 面部感染和“危险三角区”的疖禁止挤压，以防止颅内感染；颌下蜂窝织炎应及早切开，防止喉头水肿引起呼吸困难和窒息；脓性指头炎患者应及早切开减压引流，防止形成骨髓炎导致指骨坏死。

七、健康教育要点

指导患者注意个人和环境卫生。做好劳动保护，防止损伤。积极治疗足癣、糖尿病、营养不良等各种慢性疾病。加强锻炼身体，提高机体抵抗力。

第三节　全身性感染

一、概述

全身性感染是指致病菌侵入人体血液循环，在体内生长繁殖并（或）产生毒素而引起的全身中毒症状，包括菌血症和脓毒症。菌血症是指血培养检出致病菌者。脓毒症是指致病菌和毒素进入血液循环引起全身性中毒反应，如体温升高、脉速、呼吸加快等。常见致病菌有：①革兰阴性杆菌；②革兰阳性球菌；③无芽孢厌氧菌；④真菌。

二、临床特点

1. 革兰阳性细菌引起的脓毒症　常见致病菌为金黄色葡萄球菌，发热呈稽留热或弛张热，可有或无寒战；患者面色潮红，四肢温暖，常有皮疹、腹泻、呕吐，可形成转移性脓肿，易并发心肌炎；休克发生时间晚，血压下降慢，患者多有谵妄和昏迷，临床上称为暖休克。

2. 革兰阴性细菌引起的脓毒症　常见致病菌有大肠埃希菌、铜绿假单胞菌、变形杆菌等，突起寒战，发热呈间歇热，严重时体温不升或低于正常；白细胞计数有时升高不明显或反见减少，多无转移性脓肿；休克发生早、持续时间长，四肢厥冷，发绀，少尿或无尿，临床上称为冷休克。

3. 真菌性脓毒症　突然寒战高热，体温 39.5～40℃，一般情况迅速恶化，出现神志淡漠、嗜睡、血压下降等休克征象。多数患者外周血有“类白血病样反应”，白细胞计数＞25×10^9/L。

三、辅助检查

血常规检查可见白细胞计数显著增高，中性核左移、幼稚型粒细胞增多，出现中毒颗粒。在患者寒战、高热时采血行细菌或真菌培养常为阳性，并可做药物敏感试验。

四、治疗要点

1. 正确处理感染灶　是治疗的关键，如充分引流排脓、彻底清除坏死组织和异物、消灭死腔等。另外，需及时处理引起感染的相关因素，如血循环障碍、梗阻、留置导管等。

2. 合理使用抗菌药物　最好能根据细菌培养及药物敏感试验结果使用抗菌药物。

3. 给予营养支持　给予高热量、高蛋白质、高维生素和易消化饮食，必要时行肠外营养支持，如输液、输新鲜血等。

4. 对症处理　高热者给予物理降温，体温不升者给予保暖，休克者积极抗休克。

五、主要护理问题

1. 体温过高　与炎症反应有关。

2. 潜在并发症　水电、酸碱失衡、感染性休克等。

六、护理措施

1. 一般护理　患者卧床休息。给予高热量、高蛋白、高维生素易消化饮食，必要时予输液、输血等营养支持。给予吸氧。定时翻身拍背，保持呼吸道通畅，做好口腔、皮肤等生活护理。

2. 病情观察　观察患者体温、脉搏、呼吸、血压、神志变化及原发感染灶的处理效果等。动态监测各项实验室检查结果。

3. 治疗配合　协助医生清除坏死组织和异物，消灭死腔。遵医嘱对高热患者进行物理降温或使用降温药物。选择寒战发热时采血，做细菌培养及药敏试验，以明确致病菌和选择抗菌药物。若患者出现了感染性休克，应及时报告医师，并积极配合抢救。

七、健康教育要点

指导患者加强营养，注意饮食卫生，及时正确处理创伤，积极治疗各种慢性疾病，正确使用抗生素，坚持锻炼身体，增强抗病能力。

第四节　特异性感染

一、破伤风

（一）概述

破伤风是由破伤风梭菌侵入人体伤口，生长繁殖，产生毒素而引起的急性特异性感染。破伤风梭菌是一种革兰染色阳性厌氧性芽胞梭菌。伤口狭深、缺血、缺氧是引起破伤风的一个非常重要的因素。破伤风梭菌产生的外毒素包括痉挛毒素与溶血毒素，痉挛毒素主要使运动神经系统失去抑制而兴奋性增强，导致随意肌紧张与痉挛；溶血毒素可引起局部组织坏死和心肌损害。

（二）临床特点

1. 潜伏期　平均为6～12天。

2. 前驱症状　常持续12～24小时，出现乏力、头晕、头痛、嚼肌无力，烦躁不安、打呵欠等。以张口不便为特点。

3. 典型症状　强烈的肌肉收缩和阵发性痉挛。首先从咀嚼肌开始，表现为张口困难、牙关紧闭；表情肌痉挛，患者出现“苦笑”面容；背部肌肉痉挛，头后仰出现所谓的“角弓反张”。患者全身肌肉痉挛的特点为：①每次发作持续数秒至数分钟不等；②声光、震动、触摸均能诱发；③发作间期肌肉不能完全松弛；④神志始终清楚，一般无高热；⑤患者死亡的主要原因是喉头痉挛、呼吸肌痉挛引起的窒息、心力衰竭或肺部感染。

（三）辅助检查

伤口分泌物涂片检查可发现破伤风梭菌。

（四）治疗要点

1. 清除毒素来源　彻底清除坏死组织和异物，充分引流。

2. 中和游离毒素　尽早注射破伤风抗毒素。

3. 控制并解除痉挛　是治疗的重要环节。目的是使患者镇静，减少对外界刺激的敏感性而控制并解除痉挛。

4. 防治并发症　包括保持呼吸道通畅、给予支持疗法和应用抗生素，首选的抗生素是青霉素。

（五）主要护理问题

1. 有受伤的危险　与肌肉强直痉挛有关。

2. 潜在并发症　窒息、骨折、感染性休克等。

（六）护理措施

1. 一般护理

（1）将患者置于隔离病室，室内遮光、安静，减少探视，温度 15～20℃，湿度 60%左右，病室内的急救药品和物品准备齐全。

（2）治疗、护理等各项操作尽量集中，尽量在痉挛发作控制的一段时间内完成。医护人员要走路轻、语声低、操作稳、使用器具无噪音。护理人员应穿隔离衣，严格执行无菌操作，患者的用品和排泄物均应消毒，更换下的伤口敷料应予焚烧，防止院内交叉感染。

（3）协助患者进食高热量、高蛋白、高维生素的饮食，进食应少量多次，以免引起呛咳、误吸。

（4）使用带护栏的病床，保护患者，防止自我伤害。

2. 病情观察　由专人定时监测患者的生命体征通过其眼神或形体动作等了解患者的情绪反应，判断疾病的发展情况，发现异常及时报告医生处理。

3. 治疗配合

（1）在控制痉挛的情况下，协助医生对伤口未愈者彻底清创，清除坏死组织和异物，敞开伤口，用 3%过氧化氢或 1∶5000 高锰酸钾溶液冲洗和湿敷。

（2）遵医嘱早期使用破伤风抗毒素（TAT），用药前做过敏试验。TAT 具有致敏性，注射前须做过敏试验，阳性者可采用脱敏注射法。

（3）遵医嘱使用镇静、解痉药物控制和解除痉挛。

（七）健康教育要点

1. 宣传破伤风的发病原因和预防知识，指导公众加强自我保护意识，避免皮肤受伤。普及科学分娩知识，避免不洁接产。

2. 指导社区居民、患者、家属接受破伤风主动免疫的预防注射。

3. 受伤后须及时、正确地处理伤口，及时就诊。

二、气性坏疽

（一）概述

气性坏疽是由产气夹膜梭菌芽孢引起的一种特异性感染。产气夹膜梭菌广泛存在于泥土和人畜粪便中，为革兰阳性厌氧菌，致病菌需在无氧环境下生长繁殖，产生多种毒素和酶，引起组织细胞坏死、渗出、水肿和分解产生气体。

（二）临床特点

潜伏期一般为1～4天，最短为8～10小时，最长可至伤后5～6天。早期出现患肢沉重感、伤口周围肿胀。急剧发展为胀裂样剧痛（止痛剂难于缓解），伤口周围皮肤水肿、紧张、发亮、由苍白变为紫黑，出现大小不等的水疱，皮下有积气，可触及捻发音。伤口内肌肉坏死，暗红或土灰色，失去弹性，刀割时不收缩也不出血。伤口有大量浆液性或血性渗出物，伴有恶臭味。若不及时控制，可出现进行性贫血、溶血性黄疸，短期内发展为休克、多器官功能衰竭。

（三）辅助检查

伤口渗出物涂片检查可见革兰阳性粗大梭菌，厌氧培养可见产气夹膜梭菌芽孢。

（四）治疗要点

1. 彻底清创、促进局部循环、降低局部软组织的压力是预防气性坏疽的关键。

2. 治疗措施包括紧急手术、高压氧治疗、应用大剂量抗生素 、全身支持疗法等。

（五）主要护理问题

1. 疼痛　与局部炎症反应致压力升高有关。

2. 体温过高　与病原菌感染有关。

3. 潜在并发症　感染性休克、肢残等。

（六）护理措施

1. 一般护理

（1）将患者置于隔离病室，室内安静，温度15～20℃，湿度60%左右。

（2）护理人员应穿隔离衣，严格按无菌和隔离操作要求执行，患者的用品和排泄物均应消毒，更换下的伤口敷料应予焚烧，防止院内交叉感染。

（3）协助患者进食高热量、高蛋白、高维生素的饮食，病情严重者，通过肠内、外营养来维持正常需要。

2. 病情观察　由专人定时监测患者的生命体征，发现异常及时报告医生处理。

3. 治疗配合

（1）协助医生彻底清创，清除坏死组织，敞开伤口，用3%过氧化氢溶液冲洗后充分引流，并及时换药。协助患者变换体位或给予止痛剂，以减轻疼痛。

（2）遵医嘱使用抗生素，输血、输液，营养支持等。

（3）注意观察每次高压氧疗后伤口的变化。

（七）健康教育要点

1. 做好预防知识的宣传教育工作，加强劳动保护，避免开放性损伤，正确处理伤口，及时到医院清创。

2. 告知患者家属保持病室安静和消毒隔离的必要性，使其理解和配合护理工作。

（黄　聪）

第七章　损伤患者的护理

损伤是指外界各类致伤因素作用于人体，造成组织器官解剖结构的破坏和生理功能紊乱，并引起机体局部与全身的反应。按致伤物的性质分为机械性损伤、物理性损伤、化学性损伤、生物性损伤。

第一节　机械性损伤

一、概述

机械性损伤又称创伤，是临床上最多见的损伤。常以损伤处皮肤或黏膜是否完整分为闭合性损伤和开放性损伤；闭合性损伤局部皮肤或黏膜仍保持完整，但有可能合并深部组织或脏器的严重损伤，多由钝性暴力所致。常见的挫伤（最常见的软组织损伤）指由钝器或钝性暴力所致，表现为伤部肿胀、疼痛、皮肤青紫、压痛以及功能障碍；扭伤指关节过度屈伸、扭转或被牵拉造成关节囊、韧带、肌腱等的部分撕裂伤；挤压伤指肌肉丰富的肢体或躯干被重物挤压所致的损伤，严重时可发生挤压综合征，出现高钾血症、急性肾衰竭，胸部短暂强力挤压，可发生创伤性窒息，属最严重的闭合性损伤；冲击伤（爆震伤）指由强烈爆炸产生高压气浪形成的冲击波所致的损伤，体表无明显损伤，而内脏器官可能发生出血、破裂等。开放性损伤指损伤局部皮肤或黏膜破裂，表面有伤口。常见的擦伤（最轻的损伤）指皮肤被粗糙物擦过所导致的表皮损伤，创面有擦伤痕、小出血点和少许浆液渗出；裂伤是钝器打击所引起的皮肤及深层软组织裂开；切（割）伤是刃器或锐利物品切割所致的损伤；刺伤是指尖锐利的物体刺入软组织所致的损伤；撕脱伤是强烈的旋转或牵引力造成的皮肤及皮下组织的裂伤或剥脱，最严重的头皮损伤是头皮撕脱伤；火器伤指为弹片或枪弹所致的损伤。

局部有炎症反应，严重者出现全身反应。损伤修复过程有渗出期、增生期（临床愈合期）和塑形期。伤口愈合分为一期愈合和二期愈合。影响创口愈合的因素有营养状况（基本因素）、肥胖、维生素缺乏、年龄及药物（类固醇类激素）、局部组织血液循环、伤口感染与异物、缝合技术等。

二、临床特点

1. 局部表现　局部肿胀、疼痛、淤斑、压痛及功能障碍，开放性损伤可见伤口和出血；严重损伤有相应征象。

2. 全身表现　轻者无明显全身表现。严重时可出现发热（体温一般38℃左右）、烦躁、脉快、乏力、尿少等；甚至出现休克、多系统器官功能衰竭。

三、辅助检查

影像学检查（X线、B超、CT、MRI），实验室常规化验（血、尿、粪、穿刺液），诊断性穿刺和导管检查等。

四、治疗要点

1. 闭合性损伤 如无内脏合并伤，多不需特殊处理，可自行愈合。

2. 开放性损伤 最基本的手段是及早施行清创术。早期使用有效抗生素预防感染，并常规使用破伤风抗毒素预防破伤风。如果伤口已明显感染，则需通过换药使其尽快愈合。火器伤的处理原则是早期清创，不做缝合。

五、主要护理问题

1. 疼痛 与局部组织损伤、肿胀等原因有关。

2. 皮肤完整性受损 与创伤有关。

3. 体液不足 与大量失血、失液有关。

4. 潜在的并发症 休克、多系统器官功能衰竭、伤口感染等。

六、护理措施

1. 现场急救 原则是首先救治危及生命的损伤。如心跳呼吸骤停、窒息、大出血、开放性或张力性气胸、休克等紧急情况。

(1) 心肺复苏：心跳呼吸骤停者，立即施行口对口人工呼吸和胸外心脏按摩。

(2) 解除窒息：解开衣领、清除异物、环甲膜穿刺、气管插管或气管切开。

(3) 控制外出血：指压止血法（最简便迅速），加压包扎法（使用最广），止血带止血。

(4) 改善呼吸功能：对开放性气胸，应立即封闭胸壁伤口；多根多处肋骨骨折者，宜用胸带加垫压迫包扎控制反常呼吸；张力性气胸须在锁骨中线第 2 肋间穿刺排气；血气胸时则于腋中线第 6 肋间穿刺抽血。

(5) 有效固定骨折、脱位。

(6) 包扎伤口：能减轻疼痛，减少出血，防止继发损伤及细菌污染，凡内脏脱出，禁止现场复位，仅需妥善保护，以盆、碗等覆盖架空包扎即可。

(7) 防治休克：主要是止痛、有效止血和扩容。

(8) 转送：现场处理后要及时转送。搬动前对四肢骨折应妥善固定；疑有脊柱骨折，应三人以平托法或滚动法将伤者轻放、平卧于硬板床上，防止脊髓损伤；伤员在救护车内一般保持足朝车头、头向车尾平卧（与运动方向相反）。

2. 软组织闭合性损伤的护理 一般应早期冷敷、局部制动、抬高患肢（15°～30°），以减少渗血和肿胀；伤后 2～3 天改为局部热敷，配合理疗、按摩和功能锻炼等。

3. 软组织开放性损伤的护理

(1) 术前准备：按急症手术要求做好必要的术前准备，并防治休克。

(2) 配合医生进行清创术：清创术是一种在细菌繁殖和形成感染之前处理新鲜伤口的方法，包括清除伤口内的污物和异物，切除失去活力的组织，彻底止血，并作一期缝合。清创缝合术应争取在伤后细菌未侵入深层组织之前（6～8 小时）进行。如伤口污染轻及局部组织的血液供应好，可适当延长至伤后 12～24 小时；但一般超过 12 小时 或污染严重者（包括战伤），均应按感染伤口处理或仅清创而暂不予缝合，待伤后 3～4 天伤口无明显感染，再行延期缝合(待伤后10～14 天肉芽已铺满伤口才缝合，则称二期缝合)。头皮血运丰富，抗感染和愈合力极强，即使伤后 72 小时内仍可考虑缝合，但应置乳胶片引流。

（3）清创后的护理

1）伤口护理：清创后以无菌敷料覆盖并包扎，肢体应适当固定、抬高，以减轻水肿。如伤口内有预防性橡皮片引流条，应于术后24～48小时拔除。

2）病情观察：如出现红、肿、热、痛等感染征象时，早期可用红外线等照射；如已化脓，应及时于伤口压痛最明显或有波动感处拆除缝线，撑开伤口引流、排脓，定期换药直至愈合；敷料如为渗血所浸透，应及时更换。

3）预防感染：使用抗生素预防感染，常规注射破伤风抗毒素（TAT）预防破伤风。

4）加强营养：供给高热量、高蛋白、高维生素易消化饮食。注意维持体液平衡。

5）功能锻炼：指导并协助患者进行肢体功能锻炼，以促进功能恢复和预防并发症。

（4）伤口换药的护理

1）换药顺序：先清洁伤口，再污染伤口，最后感染伤口。

2）肉芽组织观察与处理：健康肉芽组织外敷等渗盐水或凡士林纱布；肉芽水肿宜用5%高渗盐水湿敷；肉芽生长过度予剪平后压迫止血，或用10%～20%硝酸银烧灼后生理盐水湿敷。

3）缝合伤口拆线时间：头面颈部4～5天，下腹部及会阴部6～7天，上腹部7～9天，胸背部8～10天，四肢10～12天，减张缝合伤口14天。年老体弱、营养不良患者应适当延迟拆线时间。

七、健康教育要点

（1）加强自我保护，避免损伤或其他意外事故。

（2）初步学会意外伤害的自救知识和技术。

（3）发生严重创伤或疾病及时到医院就诊。

第二节　烧　伤

一、概述

烧伤是由热力（火焰、热水、蒸汽及高温金属）、电流、放射线以及某些化学物质等引起皮肤甚至深部组织损伤的统称，其中热力烧伤最多见。

二、临床特点

1. 烧伤伤情估计　烧伤严重程度主要取决于烧伤面积和烧伤深度。

（1）烧伤面积：①手掌法：患者并指的掌面约占体表面积的1%；②中国新九分法，头面颈部(发、面、颈3、3、3)：1×9%=9%；双上肢(双手、双前臂、双上臂5、6、7)：2×9%=18%；躯干(前13后13会阴1)：3×9%=27%；双下肢(臀5大腿21小腿13足7)：5×9%+1%=46%；③儿童烧伤面积计算：12岁以下儿童年龄越小头越大而下肢越小，可按下法计算：头颈部面积：[9+（12－年龄)]%；双下肢面积：[46－（12－年龄)]%。其他部位与成人方法相同。

（2）烧伤深度：采用三度四分法（表7－1），即为Ⅰ度、Ⅱ度（浅Ⅱ度、深Ⅱ度）、Ⅲ度烧伤。

表 7-1　烧伤深度的判断

烧伤深度	烧伤层次	创面表现	愈合过程
Ⅰ度（红斑）	达表皮角质层	红、热、痛、感觉过敏、表面干燥，无水疱	2～3 天后痊愈，无瘢痕
浅Ⅱ度（水疱）	达真皮浅层，部分生发层健在	剧痛，感觉过敏，有大水疱，基底发红潮湿，水肿明显	1～2 周痊愈，色素沉着
深Ⅱ度（水疱）	达真皮深层，有皮肤附件残留	痛觉迟钝，有小水疱，基底苍白，间有红色斑点，潮湿	3～6 周痊愈，有轻度瘢痕
Ⅲ度（焦痂）	达皮肤全层，甚至深达皮下组织、肌肉、骨骼	痛觉消失，无弹性，干燥，无水疱，如皮革状，蜡白、焦黄或炭化	2～4 周焦痂脱落，须植皮才能愈合，可形成瘢痕和瘢痕挛缩

（3）烧伤程度（表 7-2）

表 7-2　烧伤程度的判断

程度	Ⅱ度或Ⅱ～Ⅲ度烧伤总面积	Ⅲ度烧伤面积	其他
轻度烧伤	＜10％		
中度烧伤	＜30％	＜10％	
重度烧伤	≤50％	≤20％	休克、复合伤、吸入性烧伤
特重烧伤	＞50％	＞20％	已有严重并发症

小面积烧伤：成人 15％以下，儿童 10％以下的Ⅱ度烧伤。

大面积烧伤：超过上述限度，头面手烧伤面积较大，或 5％以上Ⅲ度烧伤。

三、并发症

1. 休克　渗出与疼痛均可引起休克。烧伤后立即反应为大量血浆渗出，伤后 6～8 小时体液渗出速度最快，48 小时达高峰，临床上将伤后 48 小时内称之为休克期。

2. 烧伤败血症　①早期败血症，伤后 3～7 天内；②中期败血症，伤后 2～4 周；③后期败血症，烧伤 1 个月后。

四、治疗要点

防治休克，妥善处理创面，促进创面修复，防治败血症及其他并发症。

五、主要护理问题

1. 体液不足　与烧伤造成体液大量丢失有关。
2. 皮肤完整性受损　与烧伤所致组织破坏有关。
3. 潜在并发症　休克、窒息、感染、肢体畸形。

六、护理措施

1. 现场救护　①迅速脱离现场和消除热源：火焰烧伤应立即脱掉燃烧的衣服或用身边物品覆灭火，也可以迅速卧倒缓慢滚动压灭火焰或将有火焰的部位浸泡于水中，切勿奔跑、喊叫和用双手扑打火焰。热液烫伤应尽快去除热液浸渍的衣物。强酸、强碱或其他物品烧伤者，应立即脱去衣服，用大量清水冲洗创面。生石灰和电石等遇水产热物质烧伤时，在冲洗前应去除创面上的颗粒和粉末，以免因加水产热；磷烧伤后应立即将患处浸于水中，隔绝空气、防止磷自燃损伤，在水下去除磷的颗粒。②抢救生命。③保护受伤部位。④预防休克：镇静、止痛和补充血容量。对合并呼吸道烧伤和颅脑损伤者忌用吗啡类止痛剂。⑤尽快转送。

2. 休克期护理　大面积烧伤患者，必须及时、足量、快速静脉补液。伤后第一个 24 小时补液量＝烧伤面积（Ⅱ、Ⅲ度）×体重（千克）×1.5（儿童 1.8，婴幼儿 2.0）ml，另加每日需水量 2 000ml（儿童 70～100ml、婴儿 100～150ml）。中、重度烧伤者，胶体和晶体的比例为 1∶2；特重度烧伤者其比例可改为 1∶1。伤后 8 小时内应输完补液总量的一半，另一半在其后的 16 小时内输完。第二个 24 小时补液量为第一个 24 小时计算量的一半，日需量补充仍为 2 000ml。晶体液首选平衡盐液，胶体液首选血浆，重度烧伤应多输新鲜血，生理需要量常用 5％或 10％葡萄糖液。补液原则一般是先盐后糖、先晶后胶、先快后慢，胶、晶体交替输入。

尿量是监测休克的一个很重要的指标，一般婴儿应维持在 10ml/h，小儿 20ml/h，成人 30ml/h 以上，有血红蛋白尿时应超过 50ml，老年人或有心血管疾病、吸入性烧伤或合并颅脑伤的伤员，应维持在 20ml 左右。

3. 创面护理　先用清水或肥皂水清洗正常皮肤，用大量生理盐水冲洗创面，拭净污垢或异物，再用碘伏液消毒周围皮肤和清洗创面。干净、完整的水疱予穿刺抽出积液或在水疱最低点剪一小口排液，保持疱皮完整以保护创面；污染重、已破损的水疱应去除其疱皮，以减少感染；小面积焦痂应控制感染，让其自行溶解脱落，大面积焦痂应尽早施行切痂植皮。包扎疗法适用于四肢烧伤、小面积烧伤的门诊患者、无条件暴露或不合作者。外面覆盖约 3 cm厚的纱布，敷料应超过伤缘 5cm，再给予适当加压包扎。包扎后，注意观察肢端血液循环情况，如出现青紫、发凉、麻木、肿痛时须将绷带放松；若无感染，则在 7 天后更换敷料，深度创面宜在 3～4 天更换敷料；如果疼痛加剧、渗出液浸透敷料或有臭味等，表明已发生感染，应及时换药。肢体部位包扎后应抬高患肢，四肢关节部位应维持于功能位。暴露疗法多用于特殊部位（头面部、颈部、会阴部），或有严重感染创面和大面积烧伤的患者。室内要保暖（28～30℃）。定时变换患者体位，以防止创面长时间受压，导致皮肤受损而感染。若发现痂下有感染，应立即去痂引流。创面上有真菌斑时，可涂 2％碘酊或 3％～5％克霉唑液。败血症是烧伤患者死亡的主要原因之一。烧伤创面是细菌感染的主要途径，以金黄色葡萄球菌和铜绿假单胞菌最常见。

七、健康教育要点

1. 加强劳动保护，开展防火宣传教育。
2. 烧伤患者在治疗期间，病室要定时通风，保持清洁；勤翻身，防止创面长期受压。
3. 指导或协助康复期患者做好功能锻炼，争取最大限度地恢复躯体功能。
4. 指导患者学会烧伤的急救方法。

第三节　毒蛇咬伤

一、概述

毒蛇咬伤是指人体被毒蛇咬伤，其毒液由伤口进入人体内而引起的一种急性全身性中毒性疾病。毒蛇头部多呈三角形，多有一对长又尖的毒牙与毒腺排毒导管相通。毒蛇咬人时，毒腺周围肌群收缩，挤出毒液，通过毒牙注入人体。无毒蛇头部呈椭圆形，色彩斑纹一般不鲜明，无毒牙，牙痕呈锯齿状。蛇毒分3类：神经毒、血液毒和混合毒。

二、临床特点

1. 神经毒类毒蛇咬伤，表现为软弱、疲乏、视物模糊、眼睑下垂、言语不清、吞咽困难、四肢麻木、感觉迟钝、嗜睡、昏迷。呼吸肌受抑制时，出现胸闷、呼吸困难，严重时呼吸停止。局部疼痛轻，麻木，可见较粗大而深的毒牙痕。

2. 血液毒类毒蛇咬伤后，有全身出血现象，如伤口渗血或出血不止、广泛皮下淤斑、眼结膜下出血，咯血、呕血、便血和血尿等。严重时，因休克、心力衰竭或急性肾衰竭而死亡。局部有大而深的牙痕，伤口疼痛剧烈，肿胀明显，且迅速向肢体近心端扩散，并有血水疱，重者伤口坏死溃烂。

三、主要护理问题

1. 恐惧　与生命受到威胁及担忧预后有关。

2. 皮肤完整性受损　与毒蛇咬伤、组织结构破坏有关。

3. 潜在并发症　感染、多脏器功能衰竭。

四、护理措施

1. 现场救护　急救原则是阻止蛇毒吸收和排出蛇毒。

(1) 伤后保持镇静，忌奔跑。患肢制动后放低，如有可能浸入凉水中，以减少毒素吸收。

(2) 早期结扎：被毒蛇咬伤后，就地立即在咬伤部位近心端5 cm处进行绑扎。每隔15～30分钟松开绑扎1～2分钟，以免肢体因缺血而坏死。经过清创排毒后方可解除缚扎。

(3) 清创（或扩创）排毒：敞开或扩大伤口以大量清水冲洗伤口，过氧化氢溶液或高锰酸钾溶液冲洗更好，可直接破坏蛇毒。

2. 一般护理　患者卧床休息，伤肢保持下垂。观察生命体征变化，注意有无休克、昏迷、瘫痪和广泛出血现象。注意心理护理。

3. 局部处理　敞开伤口；用高渗盐水或1∶5000高锰酸钾溶液纱布湿敷，也可用中草药外敷；局部封闭和其他局部排毒法（针刺排毒、火罐排毒）。

4. 全身处理　营养支持，利尿排毒，防治脑水肿和心功能衰竭等并发症。毒蛇咬伤后常规注射破伤风抗毒素，应用抗生素防治感染。抗蛇毒血清特异性较高，应用越早则疗效越好，但注射前必须做过敏试验。

五、健康教育要点

1. 宣传、普及毒蛇咬伤防治知识，让群众了解和掌握毒蛇的活动规律，特别是毒蛇咬伤后的自救方法。

2. 加强患肢护理，伤后头两天患肢要放低，要保持创口清洁与引流通畅；病情好转时患肢则应适当抬高以利消肿。外敷药物不要遮盖伤口。

（王开炳）

第八章　肿瘤患者的护理

一、概述

肿瘤是机体细胞在内、外致癌因素的长期作用下发生过度增殖及异常分化所形成的新生物。肿瘤分良性、临界性、恶性。恶性肿瘤包括癌和肉瘤，可发生远处转移（淋巴转移、血行转移、直接蔓延和种植转移）。病因尚未明了，其发生与外源性因素（物理因素、化学因素、生物因素）和内在性因素（遗传、内分泌、免疫、其他）有关。

二、临床特点

1. 局部表现

（1）肿块：最早、最常见症状及体征。良性肿瘤多生长缓慢、形状规则，表面光滑，边界清楚，常有包膜，活动度大。恶性肿瘤一般生长较快，形状不规则，表面不平，边界不清，一般无包膜，活动度小，甚至固定不动。

（2）疼痛：恶性肿瘤中、晚期多由于肿瘤的快速生长、溃破、感染等使末梢神经或神经干受刺激或压迫所致，以夜间为甚。

（3）溃疡：边缘隆起，基底高低不平，分泌物恶臭，易出血。主要见于恶性。

（4）出血：肿瘤破溃或侵蚀血管所致。

（5）梗阻：肿瘤达到一定体积可阻塞或压迫空腔器官，引起相应症状。

（6）其他：依肿瘤的部位，可有胸腔积液、腹水、病理性骨折等。

2. 全身表现　良性和早期恶性肿瘤常无明显全身表现。恶性肿瘤中晚期，可有低热、乏力、消瘦、食欲缺乏、精神萎靡、体重下降等慢性消耗和中毒症状；晚期可出现严重营养障碍、贫血、低蛋白血症、水肿等恶病质表现。

3. 病情分期：恶性肿瘤临床上采用国际抗癌协会制订的TNM分期法：T指原发肿瘤、N指区域淋巴结、M指远处转移。

三、辅助检查

1. 影像学检查　X线、超声显像、CT、MRI。

2. 内镜检查　可以直接观察到病变、并可获取细胞或组织行病理学检查。

3. 病理学检查　是目前确定诊断的最可靠方法。

4. 实验室检查

①免疫学检查：如甲胎球蛋白（AFP）测定，可作为原发性肝癌早期诊断的依据；癌胚抗原（CEA）测定，用于判断大肠癌的预后。

②血清酶学检查：碱性磷酸酶有助于肝癌、骨肿瘤的诊断，酸性磷酸酶有助于前列腺癌的诊断。

四、治疗要点

良性肿瘤和临界性肿瘤的治疗是完整切除瘤块即可，恶性肿瘤目前的治疗原则是以手术为主的综合治疗。

1. 手术治疗(最有效)　恶性肿瘤的手术方式有：根治手术、姑息手术。

2. 放射治疗　放射线对增殖状态的肿瘤细胞有抑制和杀伤作用。恶性肿瘤对放射线的敏感性可分为3类：①高度敏感：如淋巴及造血系统肿瘤、性腺肿瘤、多发性骨髓瘤等；②中度敏感：如鼻咽癌、食管癌、乳腺癌、肺癌、宫颈癌等；③低度敏感：如胃肠道腺癌、软组织及骨肉瘤等。

3. 化学药物治疗　化疗的给药途径有全身（如静脉、肌内注射、口服）和局部（如外敷、手术区冲洗、腔内或瘤内注射、动脉插管）两种。

五、主要护理问题

1. 焦虑或恐惧　与癌症诊断、担心治疗效果或复发、惧怕死亡有关。

2. 舒适改变　与疼痛及放、化疗引起的副作用有关。

3. 体象改变　与体形改变、残废、丧失劳动力有关。

4. 潜在并发症　骨髓抑制、器官功能衰竭、组织完整性受损。

六、护理措施

1. 营养支持　鼓励多饮水，每日在2500ml以上，注意营养物质的摄入，必要时输血或白蛋白。

2. 减轻疼痛　注重疼痛的心理护理，遵医嘱合理及时地给予止痛剂。首选非麻醉性止痛剂如阿司匹林，如止痛不满意，可选麻醉性止痛剂如可待因、吗啡、哌替啶。对晚期癌症患者，不必考虑“成瘾性”副作用，应将增进患者舒适和改善生存质量放在第一位。

3. 预防并发症

（1）预防褥疮：解除局部压力；保持局部清洁、干燥；定时改变体位。

（2）预防感染：对衰弱的患者应鼓励做深呼吸、咳嗽，协助患者翻身，预防肺部并发症。

（3）便秘：增加饮食中纤维素的含量，必要时给缓泻剂。

（4）骨折：骨转移易发生病理性骨折，患者睡硬板床，走路时防止被撞或摔倒。

4. 手术治疗的护理

（1）术前：为患者备皮时，宜动作轻柔，忌用力擦拭。对结肠、直肠的肠道准备，须用较细的肛管，涂较多的甘油，轻轻插过肿瘤部位，共插入约20cm，采用低压灌肠，要防止灌肠次数过多给患者造成痛苦，甚至虚脱。

（2）术后：除常规术后护理外，应加强重建器官自理及功能训练，以防止手术所致器官、肢体残缺造成的自理能力低下或废用性萎缩。

5. 放疗反应的护理

（1）全身反应的护理：在照射数小时或1～2天开始，患者常出现全身反应。反应的轻重与照射部位、照射野的大小和每周照射剂量有关，每次照射后患者静卧半小时对预防全身反应有一定帮助；应加强营养，并补以大量维生素B_{12}、B_6及C等，但放疗初期消化液分泌减少，胃排空功能减弱，不必勉强进食，以免储留于胃中；特别是照射前、后半小时不可进食，以免恶心呕吐，形成条件反射性厌食。鼓励多饮水，每日量2000～4000ml，必要时补液，以促进毒素排泄。骨髓抑制常见于大面积照射时，每周查血常规1次，白细胞低于3×10^9/L,应减量或暂停放疗，用补血药物；血小板低于80×10^9/L，白细胞低于1×10^9/L，需做好保护性隔离。

（2）局部反应的护理

1）体外放射治疗早期可能出现皮肤反应，一般分为3度：Ⅰ度反应称干反应，Ⅱ度反应称湿反应，Ⅲ度反应有溃疡或坏死，常见Ⅰ度反应，少数Ⅱ度反应，忌出现Ⅲ度反应。

注意保护照射皮肤：内衣宜柔软、宽大、吸湿性强，保持乳下、腋窝、腹股沟及会阴部清洁干燥，防止干反应发展为湿反应；照射野忌用肥皂和粗毛巾擦拭；局部不可涂乙醇或刺激性油膏；不可在照射部位贴胶布，因所含氧化锌为重金属，加重皮肤反应；避免冷、热刺激，局部不可使用热水袋或热敷；夏日外出时戴帽子，防止日光直射；使用电剃刀，以防加重皮肤损伤，造成感染；皮肤脱屑时，切忌撕皮。皮肤反应处理：干反应可涂0.2%薄荷淀粉止痒；湿反应涂2%甲紫、冰片蛋清等，如有水疱形成，可涂硼酸软膏，包扎1～2天，待渗液吸收后，再行暴露疗法。

2）口腔黏膜：保持口腔清洁，用软毛刷刷牙，每日4次用漱口水含漱，出现假膜时改用1.5%过氧化氢溶液；黏膜溃烂时，用制霉菌素液漱口，预防念珠菌感染。

3）眼：晶体被照射后常发生白内障，照射时应遮盖保护；照射后予以鱼肝油滴眼或可的松眼膏保护角膜。

4）加强照射器官反应的病情观察，如放疗器官黏膜充血、水肿、疼痛等，需加强护理及治疗，反应严重时应暂停放疗。

6. 化疗反应护理

（1）恶心、呕吐的护理：了解呕吐的诱发因素，要清除一切引起恶心、呕吐的视、听、嗅觉刺激，转移注意力，使患者感到轻松；运用催眠法、音乐疗法；使用镇吐药物，如维生素B6、甲氧氯普胺（灭吐灵）等。

（2）骨髓抑制的护理：化疗可出现骨髓抑制反应，应每周查血常规1次，当发现白细胞和血小板减少时，报告医师，并遵医嘱给予生血药物或输血治疗。

（3）脱发的护理：为了消除其顾虑，应告诉患者停止化疗后，头发仍可再生，并建议脱发期戴假发，使用睡帽、头巾，不搔抓头皮。

（4）静脉炎的护理：注意保护静脉，无论静脉推注、静脉冲入或静脉滴注，均应将化疗药物稀释至要求的浓度（如稀释至10倍），并在规定的时间内用完（如静脉冲入2～3分钟完成，如冲入两种药物，应间隔30～40分钟），以减少对血管的刺激；如长期静脉化疗，一般应两臂交替，由远及近，保证受刺激的静脉有足够的恢复时间。一旦出现血栓性静脉炎，即停止使用相关静脉，给予热敷、硫酸镁湿敷或理疗，但不可挤压或按摩，以防血栓脱落引起栓塞。

（5）组织坏死的护理：无论哪种静脉给药，均应妥善固定针头，并确保针头在血管内，注射中随时观察穿刺部位有无肿胀，告知患者如有疼痛或不适，立即报告。一旦发现药液溢出，应立即停止给药，但不要拔针，待接注射器回抽溢出的药液和局部（含皮下）注射解毒剂后再拔针。常用解毒剂有硫代硫酸钠和碳酸氢钠，前者用于氮芥、丝裂霉素、放射菌素D等溢出时，后者用于长春新碱、阿霉素等化疗药物溢出时。

(6) 肝肾毒性反应的护理：肝损害常表现为黄疸、肝大、转氨酶增高；肾损害临床上可表现为无症状性血清肌酐升高或轻度蛋白尿，甚至无尿和急性肾衰竭，此时需暂停化疗，保肝治疗，高蛋白、高糖、高维生素和低脂饮食，为防肾损害，嘱患者多饮水。

七、健康教育要点

1. 教育全社会针对致瘤因素采取措施预防肿瘤，称为一级预防。

2. 教育高发区和高危人群定期检查，及时治疗，如40岁以上者每年摄X线胸片1次，做直肠检查1次；30岁以上妇女每月自我检查乳房1次；正确处理癌前期病变。做到早期发现、早期诊断和早期治疗，称为二级预防。

3. 预防并发症和复发　对已患肿瘤的患者，应积极预防并发症，合理有效地止痛，加强心理护理，指导自我护理和康复锻炼的方法，即对症性处理，减轻痛苦，改善生存质量，称为三级预防。解释出院后继续治疗的方法，预防肿瘤复发的方法，随访的重要性、随访的时间和地点。

（王开炳）

第九章 颅脑疾病患者的护理

第一节 颅内压增高

一、概述

颅内压是指颅腔内容物对颅腔壁所产生的压力。颅腔内容纳脑组织、脑脊液、血液 3 种内容物，它们的体积与颅腔容积相适应，使颅内保持一定的压力。一般以脑脊液的静水压代表颅内压，通常侧卧位腰椎穿刺或直接脑室穿刺测量获得该压力数值。成人正常值为 70～200mmH_2O，病理情况下颅内压持续高于 200mmH_2O 时，即为颅内压增高。

颅内压增高引起的主要病理生理改变是脑血流量减少或形成脑疝。

二、临床特点

1. 颅内压增高三主症　头痛、呕吐、视盘水肿。

(1) 头痛：是最常见的症状。呈进行性加重，常在晨起或夜间出现，部位常在前额、两颞部，咳嗽、低头时加重。

(2) 呕吐：常伴随头痛发生，呈喷射状，与进食无关，呕吐后头痛可有缓解。

(3) 视神经盘水肿：是颅内压增高的重要客观体征。

2. 意识障碍　急性颅内压增高时常有进行性意识障碍，慢性颅内压增高，往往出现神志淡漠，反应迟钝，症状时轻时重。

3. 生命体征紊乱　颅内高压代偿期呼吸深慢、脉搏缓慢有力、血压升高，即“二慢一高”称 Cushing（库欣）反应。

4. 脑疝　因颅内分腔之间存在压力差，脑组织从高压区向低压区移位。是颅内压增高最危重的并发症和引起死亡的主要原因。

(1) 小脑幕切迹疝：又称颞叶沟回疝。主要表现为进行性意识障碍；患侧瞳孔先缩小，继之散大，对光反射消失，对侧肢体瘫痪。

(2) 枕骨大孔疝：又称小脑扁桃体疝。主要表现为剧烈头痛，频繁呕吐，颈项强直或强迫头位；生命体征紊乱出现较早；意识障碍出现晚，早期即可突发呼吸骤停而死亡。

三、辅助检查

1. 腰椎穿刺　颅内压增高明显时，禁忌腰穿，以防发生枕骨大孔疝。

2. 影像学检查　包括头颅 X 线摄片、CT 及 MRI。CT 是诊断颅内占位性病变的首选检查。

四、治疗要点

首先是处理原发疾病，颅内压增高造成急性脑疝时，应紧急手术处理。

1. 非手术处理 对原因不明或暂时不能解除病因者，先限制液体入量、应用脱水剂、肾上腺皮质激素及冬眠低温等方法减轻脑水肿，降低颅内压。

2. 手术治疗 手术切除占位病变，对脑积水可做侧脑室穿刺引流，颞肌下减压术，各种脑脊液分流术。

五、主要护理问题

1. 潜在并发症 脑疝。
2. 疼痛 与颅内压增高等有关。
3. 有体液不足的危险 与呕吐、应用脱水剂等有关。
4. 有受伤的危险 与烦躁不安、意识不清等有关。

六、护理措施

1. 体位 **抬高床头 15～30cm，以利颅内静脉回流，减轻脑水肿。**

2. 给氧 持续或间断吸氧，改善脑缺氧，减轻脑水肿。

3. 饮食与补液 频繁呕吐者应暂禁食，防止吸入性肺炎。不能进食的患者应补液，**补液过多可促使颅内压增高恶化，应控制液体入量＜2000ml/d**。

4. 意识障碍的程度评估，常用**格拉斯哥昏迷记分法**(Glasgow coma scale，GCS) 见表 9-1。

表 9-1 格拉斯哥昏迷记分法

睁眼反应	得分	言语反应	得分	运动反应	得分
正常睁眼	4	回答正确	5	遵命动作	6
呼唤睁眼	3	回答错误	4	定痛动作	5
刺痛睁眼	2	吐词不清	3	肢体回缩	4
无反应	1	有音无语	2	异常屈曲	3
		不能发音	1	异常伸直	2
				无动作	1

评定睁眼、语言及运动反应，三者得分相加表示意识障碍程度，**最高 15 分，表示意识清醒，8 分以下为昏迷，最低 3 分，分数越低，表明意识障碍越严重**。

5. 对症护理 疼痛者给予止痛药，**但禁用吗啡制剂，以免抑制呼吸**。躁动者给予镇静剂。

6. 脱水治疗的护理 20%**甘露醇 250ml，15～30 分钟滴完**。

7. 冬眠低温治疗的护理 先给予冬眠药物，后行物理降温。降温速度以每小时 1℃为宜，**降至肛温在 32～34℃较理想**。冬眠低温疗法一般持续 3～5 天。停止治疗时，**先停物理降温，再逐渐停冬眠药物**。

8. 脑室引流的护理

(1) 引流管的固定：**引流管的开口高于侧脑室平面 10～15cm，以维持正常的颅内压。搬动患者时暂时夹闭引流管，防止脑脊液逆流引起感染**。

（2）观察引流的速度、量和性状：正常的脑脊液为无色透明，每天引流量不超过500ml。

（3）保持引流通畅：引流管不可受压，扭曲折叠。引流管内液面随患者呼吸、血压等上下波动是引流管通畅的标志。

（4）严格无菌操作：每天更换引流袋，并记录引流量，严格遵守操作原则，避免逆流。

（5）拔管：引流时间一般为1～2周，开颅术后不超过3～4天。拔管前先试夹管1～2天。夹管后观察患者是否有颅内压增高症状。

七、健康教育要点

1. 休息　避免情绪激动，以免血压骤升而使颅内压升高。

2. 保持呼吸道通畅　及时清除呼吸道分泌物和呕吐物；舌后坠可托起下颌或放置口咽通气管；防止颈部扭曲，以免因呼吸不畅而使颅内压更加增高；定时翻身拍背。

3. 避免剧烈咳嗽和便秘　避免并及时治疗感冒、咳嗽；鼓励多吃蔬菜水果并给缓泻剂，防止便秘。有便秘可用开塞露或低压小量灌肠，禁忌高压灌肠。

4. 控制癫痫发作　定时定量给抗癫痫药。

第二节　头皮损伤及颅骨骨折

一、概述

1. 头皮血肿　依血肿所在部位不同，分为皮下血肿、帽状腱膜下血肿和骨膜下血肿，临床表现见表9－2。

表9－2　头皮血肿鉴别

	皮下血肿	帽状腱膜下血肿	骨膜下血肿
原因	产伤、碰伤	切线暴力	骨折
部位	皮下组织	帽状腱膜下层	颅骨骨膜下
范围	小	大，可波及整个头顶	限于某一颅骨范围
质地	周围硬中心软	软	稍硬
波动感	有	有	有

2. 头皮裂伤　头皮裂伤可由锐器或钝器伤所致。由于头皮血管丰富，出血较多，血管破裂后不易自行闭合，故即使是小伤口，出血也较严重。

3. 头皮撕脱伤　头皮撕脱伤多因发辫受机械力牵扯，使大块头皮自帽状腱膜下层或连同颅骨骨膜被撕脱所致。可导致失血性休克和颈椎骨折。

4. 颅骨骨折　颅骨骨折的临床意义不在于骨折本身，而在于骨折所引起的脑膜、脑、血管和神经损伤，可合并脑脊液漏、颅内血肿及颅内感染等。

二、临床特点

1. 颅盖骨折　分线性骨折和凹陷性骨折。

（1）线性骨折：伤处有压痛、肿胀。

（2）凹陷性骨折：伤处可触及骨内陷。

2. 颅底骨折　依据骨折部位不同，分为颅前窝、颅中窝和颅后窝骨折，临床表现各异（表 9-3）。

表 9-3　颅底骨折的临床特点

骨折部位	脑脊液漏	淤斑部位	可累及的脑神经
颅前窝	鼻漏	眶周、球结膜下（“熊猫眼”征）	嗅神经、视神经
颅中窝	鼻漏或耳漏	乳突区（Battle 征）	面神经、听神经
颅后窝	少见	乳突部、咽后壁	少见

三、辅助检查

1. X 线检查　颅盖骨折主要靠颅骨 X 线摄片确诊。

2. CT 有助于了解骨折情况和有无合并脑损伤。

四、治疗要点

1. 头皮血肿　加压包扎，早期冷敷，24 小时后热敷。血肿较大者，可在无菌操作下穿刺抽出积血，再加压包扎。

2. 头皮裂伤　立即加压包扎止血，争取在伤后 6～8 小时内清创缝合，无明显感染者可延长至伤后 24 小时内清创缝合。

3. 头皮撕脱伤　压迫止血、防治休克，同时使用抗生素和止痛药。完全撕脱的头皮不做任何处理，用无菌敷料包裹，隔水放置于有冰块的容器内随患者一同迅速送往医院。不完全撕脱者争取在伤后 6～8 小时清创缝合原处。

4. 颅骨骨折　颅盖单纯线形骨折本身不需特殊处理，但应警惕是否合并脑损伤；骨折线通过脑膜血管沟或静脉窦所在部位时，要警惕硬脑膜外血肿的发生；骨折线通过气窦者可导致颅内积气，要注意预防颅内感染。凹陷性骨折直径大于 5cm，中心下陷 1cm 或有脑受压者，应予手术修复或摘除碎骨片。

颅底骨折本身无需特别治疗，着重于观察有无脑损伤及处理脑脊液漏、脑神经损伤等合并症。合并脑脊液漏时，须预防颅内感染。绝大多数漏口会在伤后 1～2 周自行愈合。如超过 4 周仍未停止漏液，可考虑行手术修补硬脑膜。

五、主要护理问题

1. 疼痛　与头部创伤或颅骨骨折等有关。

2. 有感染的危险　与脑脊液漏等有关。

3. 焦虑　与头痛和头部损伤等有关。

4. 潜在并发症　感染、颅内血肿、癫痫等。

六、护理措施

1. 遵医嘱预防性应用抗生素及破伤风抗毒素。

2. 促进漏口早日闭合 绝对卧床休息，抬高床头 15～30cm，头偏向患侧，维持特定的体位直到脑脊液漏停止后 3～5 天改为平卧位。

3. 保持外耳道、鼻腔和口腔清洁，注意棉球不可过湿，以免液体逆流入颅内。

4. 严禁阻塞鼻腔和耳道；禁止耳、鼻滴药和冲洗；禁忌行腰椎穿刺。

5. 禁止经鼻腔吸氧、吸痰和留置胃管；避免用力咳嗽、打喷嚏、擤鼻涕及用力排便，以免颅内压骤然升降导致气颅或脑脊液逆流。

七、健康教育要点

1. 告诉患者和亲属，头皮损伤后应局部按压或加压包扎，撕脱伤者应注意保护撕脱下来的头皮。给予积极的心理和情感支持，告知患者头发的缺失可通过局部补发或佩戴假发弥补。

2. 指导患者和亲属正确对待颅骨骨折，解释头痛原因、脑脊液漏的恢复过程，指导患者如何摆放体位，为避免脑脊液逆流需要禁止的动作，取得有效配合。

第三节 脑损伤

一、概述

脑损伤是指脑膜、脑组织、脑血管以及脑神经在受到外力作用后所发生的损伤。

1. 脑震荡 是最常见的轻度原发性脑损伤，表现为一过性的脑功能障碍，无肉眼可见的神经病理改变，显微镜下可见神经组织结构紊乱。

2. 脑挫裂伤 脑挫伤指脑组织遭受破坏较轻，软脑膜尚完整；脑裂伤指软脑膜、血管和脑组织同时有破裂，伴有外伤性蛛网膜下隙出血。两者常同时并存，临床上又不易区别，故常合称为脑挫裂伤。

3. 颅内血肿 其严重性在于可引起颅内压增高而导致脑疝。按发病时间分为急性（＜3 天）、亚急性（3 天～3 周）和慢性（＞3 周）；按血肿部位分为硬脑膜外、硬脑膜下和脑内血肿。

二、临床特点

1. 脑震荡 受伤当时立即出现短暂的意识障碍，一般不超过半小时。清醒后大多不能回忆受伤当时乃至伤前一段时间内的情况，称为逆行性遗忘。常伴有头痛、头昏、恶心、呕吐等症状，短期内可自行好转，神经系统检查无阳性体征。

2. 脑挫裂伤 脑挫裂伤的临床表现因致伤因素和损伤部位的不同而差异较大。

（1）意识障碍：脑挫裂伤最突出的临床表现之一，受伤立即出现。意识障碍的程度和持续时间与脑挫裂伤的程度、范围直接相关，绝大多数在半小时以上，重者可长期持续昏迷。

（2）局灶症状与体征：受伤当时立即出现与病灶相应的神经功能障碍或体征。

（3）颅内压增高与脑疝：为继发脑水肿或颅内血肿所致。

3. 颅内血肿

（1）硬脑膜外血肿：症状取决于血肿的部位及扩展的速度。

1）意识障碍：**硬膜外血肿典型表现为中间清醒期**。血肿同侧瞳孔先缩小后进行性扩大，对侧肢体瘫痪。

2）颅内压增高及脑疝表现：**一般成人幕上血肿＞20ml，幕下血肿＞10ml，即可出现颅内压增高症状**。

（2）硬脑膜下血肿：**是最常见的颅内血肿**。表现为持续昏迷或昏迷进行性加重，较早出现颅内压增高及脑疝症状。

（3）脑内血肿：以进行性加重的意识障碍为主，若血肿累及重要脑功能区，可出现偏瘫、失语、癫痫等症状。

三、辅助检查

1. CT 检查　**脑震荡 CT 检查颅内无异常发现**。CT 检查可了解脑损伤的部位、范围及周围脑水肿的程度，颅内血肿类型、数目、大小，还可了解脑室受压及中线结构移位等情况。

2. MRI 检查　对颅脑损伤的病情判断有重要价值。

四、治疗要点

1. 脑震荡　**一般卧床休息 1～2 周，可完全恢复**。适当给予镇静、止痛等对症处理。但禁用吗啡等对呼吸中枢有抑制作用的药物。

2. 脑挫裂伤　以非手术治疗为主，**防治脑水肿是治疗脑挫裂伤的关键**。

3. 颅内血肿　颅内血肿一经确诊原则上急诊手术。

五、主要护理问题

1. 清理呼吸道无效　与意识障碍，不能有效排痰等有关。

2. 体温调节无效　与脑干损伤等有关。

3. 营养失调　低于机体需要量，与呕吐、脑损伤后高热、高代谢等有关。

4. 有废用综合征的危险　与脑损伤后意识和肢体功能障碍及长期卧床等有关。

5. 潜在并发症　脑疝、癫痫、消化道出血等。

六、护理措施

1. 病情观察　包括意识、瞳孔、生命体征、神经系统体征等，**其中意识最为重要**。

2. 保持呼吸道通畅　及时清除呼吸道分泌物及其他血污；呕吐时将头转向一侧以免误吸；深昏迷患者应抬起下颌或放置口咽通气管，以免舌根后坠阻碍呼吸道；短期不能清醒者，宜行气管插管或气管切开，必要时使用呼吸机辅助呼吸。

3. 保持正确体位　**抬高床头 15～30cm**，以利脑血液回流，减轻脑水肿。**深昏迷患者取侧卧位或平卧头转向一侧，以利于口腔内分泌物排出**。

4. 加强营养　严重脑损伤可导致代谢紊乱，早期可采用肠外营养，无消化道出血的患者尽早恢复肠内营养。

5. 预防并发症　定时翻身，保持皮肤干燥清洁，预防压疮；导尿时，应严格执行无菌操作。留置尿管过程中，加强会阴部护理；肢体处于功能位，被动活动或按摩。

七、健康教育要点

1. 心理指导　通常患者及家属均对颅脑损伤的恢复存在一定的忧虑，担心能否适应今后工作，生活是否受到影响，应加强心理指导，树立信心。

2. 外伤性癫痫患者应遵医嘱服用抗癫痫药，不宜单独外出、登高、游泳等，防止意外。

3. 颅骨骨折达到骨性愈合需要一定时间，若有缺损，可在伤后半年左右作颅骨成形术。

4. 康复训练　脑损伤遗留的语言、运动或智力障碍，有部分恢复的可能，应制订计划进行康复训练，以改善生活自理能力以及社会适应能力。

（楚翠兰）

第十章　颈部疾病患者的护理

第一节　甲状腺功能亢进症

一、概述

甲状腺功能亢进症（简称甲亢）是由于各种病因导致甲状腺激素分泌过多而引起机体代谢亢进和自主神经功能紊乱等的临床综合征，多见于女性。分为：①原发性甲亢：最常见，又称“突眼性甲状腺肿”；②继发性甲亢：较少见，指在结节性甲状腺肿基础上发生甲亢；③高功能腺瘤：少见，腺体内有单个的自主高功能结节。

二、临床特点

1. 甲状腺肿大　原发性甲亢甲状腺呈弥漫性、对称性肿大，有震颤及杂音，为本病重要体征。

2. 交感神经功能亢进　多语、性情急躁、易激动、失眠，怕热、多汗，食欲亢进、体重减轻和双手出现细震颤等。

3. 突眼症　典型者双侧眼球突出，眼裂增宽。

4. 心血管功能改变　心悸、胸部不适；脉搏快（＞100 次/分）；收缩压升高、舒张压降低，脉压增大（＞40mmHg）。脉搏快及脉压增大可作为判断病情程度和治疗效果的重要指标。

5. 其他　女性常有月经失调、闭经，男性多阳痿、乳房发育。

三、辅助检查

1. 基础代谢率（BMR）　简易计算公式：BMR＝脉率＋脉压－111。±10％为正常，＋20％～＋30％为轻度甲亢，＋30％～＋60％为中度甲亢，＋60％以上为重度甲亢。必须在患者起床前安静、空腹、无精神紧张时测定脉率和血压。

2. 甲状腺摄^{131}碘（^{131}I）率　正常人 24 小时为 30％～40％。

3. 血清 T_3、T_4　为甲状腺功能基本筛选试验，甲亢时升高。

四、治疗要点

1. 一般治疗　保证休息及营养，避免情绪波动，可适当使用镇静催眠药。

2. 抗甲状腺药物　包括硫脲类（甲硫氧嘧啶、丙硫氧嘧啶）及咪唑类（甲巯咪唑、卡比马唑）。

3. 甲状腺大部切除术　适用于甲状腺较大，结节性甲状腺肿、怀疑恶变等。

五、主要护理问题

1. 营养失调　低于机体需要量；与甲亢时机体处于高代谢状态等有关。

2. 自我形象紊乱　与突眼和甲状腺肿大引起机体外形改变等有关。

3. 清理呼吸道无效　与咽喉部及气管受刺激、切口疼痛及分泌物增多等有关。

六、护理措施

1. 术前护理

（1）休息与活动：减少活动，睡眠时抬高枕头取侧卧位，颈部略微屈。

（2）饮食护理：高蛋白、高热量、高维生素饮食，鼓励多饮水。

（3）药物准备：用药物控制甲亢症状，使甲状腺变小、变硬是甲亢患者手术前准备的重要环节。

1）硫氧嘧啶类药物：先用硫脲类药物，待甲亢症状控制后，改服碘剂，再行手术。

2）碘剂：①常用药物：复方碘化钾溶液。②作用：抑制甲状腺素的释放，使腺体变小变硬。③服用方法：将碘剂稀释，滴在凉开水中或馒头、面包上服用；3 次/天，第 1 天每次 3 滴，第 2 天每次 4 滴，依次逐日每次增加 1 滴至每次 16 滴维持此剂量至手术日。④手术指征：患者情绪稳定，睡眠好转，体重增加，脉搏稳定在 90 次/分以下，基础代谢率在＋20％以下，腺体缩小变硬。

（4）突眼护理：卧床时要保持半卧位或头部抬高位。睡眠时应使用眼药膏或用潮湿纱布盖在眼部避免结膜干燥。

（5）体位准备：术前反复练习头颈过伸位。

2. 术后护理

（1）病情观察：密切监测生命体征的变化，观察切口渗血、发音、有无呛咳或误咽等情况。

（2）体位：血压平稳后取半卧位。

（3）饮食护理：先试喝凉开水，术后 1～2 天，可进微温流质饮食，逐步过渡到半流食和软食。

（4）术后用药：继续服用复方碘化钾溶液，3 次/天，从每次 16 滴开始，逐日每次减少 1 滴，直至每次 3 滴时止。

（5）术后并发症的观察和护理

1）呼吸困难和窒息：①常发生在术后 48 小时内，是最危急的并发症。②常见原因：切口内出血压迫气管、喉头水肿、气管塌陷、双侧喉返神经损伤。③护理：立即床边拆除切口缝线，敞开切口，清除血块，并立即报告医生，急送手术室止血，必要时做气管切开。

2）喉返神经损伤：主要由手术操作直接损伤引起，一侧喉返神经损伤出现声音嘶哑；双侧喉返神经损伤导致失音、呼吸困难，甚至窒息，应立即行气管切开。

3）喉上神经损伤：外支受损引起声带松弛，音调降低；内支受损喉部黏膜感觉丧失，饮水时可发生呛咳、误咽。

4）甲状旁腺损伤：术中误伤或误切除甲状旁腺，可引起低钙性抽搐。

5）甲状腺危象：①多发生在术后 12～36 小时内；②常见原因：术前甲状腺准备不充分，甲亢症状没有得到很好的控制，术中大量甲状腺激素入血；③主要表现：高热、脉快（120 次/分以上）、烦躁、谵妄甚至昏迷并伴有呕吐、腹泻等；④遵医嘱使用碘剂、β 受体阻断剂等药物治疗；采用降温、吸氧、镇静等护理措施。

七、健康教育要点

1. 指导患者自我控制情绪，防止情绪过激；避免剧烈的活动，劳逸结合。
2. 注意有无甲亢复发或甲状腺功能不全的症状。
3. 术后颈部无力，有计划地教患者做好颈部转、低、仰等肌肉训练，促进功能恢复。
4. 定期复查。

第二节 甲状腺肿瘤

一、概述

甲状腺肿瘤分为良性和恶性两大类。最常见的良性肿瘤为甲状腺腺瘤，常见的恶性肿瘤为甲状腺癌。

病因尚不明确，甲状腺腺瘤多见于40岁以下的妇女。甲状腺癌的发生多认为与放射线和地方性甲状腺肿有关，病理上分为乳头状腺癌、滤泡状腺癌、未分化癌、髓样癌4种（表10-1）。

表10-1 四种病理类型甲状腺癌临床比较

病理类型	好发年龄	性别	恶性程度	临床特点	预后
乳头状癌	＜40岁	女性多见	低	多单发，生长较慢，以颈部淋巴转移为主	较好
滤泡状癌	中年	女性多见	中	多单发，生长较快，常以血行转移为主	尚好
未分化癌	老年	男性多见	高	发展迅速，弥漫性肿大，短期即有压迫症状，初期可淋巴或血行转移	最差
髓样癌	中年	男女无差异	中	常有家族史，可分泌5-羟色胺和降钙素致腹泻、心悸及手足抽搐等，兼有淋巴和血行转移	较差

二、临床特点

1. 甲状腺腺瘤　早期多无自觉症状，常在无意中发现颈部肿块，单发。乳头状囊性腺瘤发生出血时肿瘤可在短时间内迅速增大，并伴有局部胀痛。

2. 甲状腺癌　初期无明显症状，主要表现为甲状腺肿块；晚期压迫气管、食管时，可出现呼吸、吞咽困难、声音嘶哑等症状。

三、辅助检查

1. 放射性^{131}I或^{99m}Tc扫描：甲状腺癌为冷结节，边缘一般较模糊。
2. B超检查　可发现甲状腺肿块的位置和大小。
3. 细针穿刺细胞学检查　准确率可达80%以上。

四、治疗要点

手术治疗是甲状腺癌的基本治疗方法，并辅以甲状腺激素和放射等治疗。

五、主要护理问题

1. 疼痛 与手术等有关。

2. 自我形象紊乱 与颈部外形改变等有关。

六、护理措施

1. 术前护理 为适应手术中的体位，练习颈项部过伸位。

2. 术后护理

（1）体位：血压平稳后改半卧位，利于呼吸和引流。

（2）饮食护理：病情平稳或全麻清醒后，可少量饮水，若无不适，鼓励进食流质饮食，逐步过渡为半流食及软食。

（3）病情观察：监测生命体征，尤其注意患者的呼吸、脉搏变化、发音、吞咽、敷料清洁情况。

七、健康教育要点

1. 甲状腺全切除者，应遵医嘱坚持服用甲状腺素制剂，以预防肿瘤复发；术后需放射治疗者应遵医嘱按时治疗。

2. 教会患者学会自查颈部的方法，定期复查。

（刘雪萍）

第十一章　乳房疾病患者的护理

第一节　急性乳腺炎

一、概述

急性乳腺炎是乳腺的急性化脓性感染，多见于产后 3～4 周的哺乳期妇女，尤其是初产妇。

乳汁淤积是急性乳腺炎最主要的原因，其次是细菌入侵，主要致病菌为金黄色葡萄球菌。

二、临床特点

1. 局部表现　患乳胀痛，局部红、肿、热、压痛。常伴有患侧腋窝淋巴结肿大和压痛。
2. 全身表现　有寒战、高热、脉速等。

三、辅助检查

1. 实验室检查　白细胞计数升高，中性粒细胞比例升高。
2. 诊断性穿刺　深部脓肿可在乳房压痛明显处穿刺，抽出脓液即可确诊。

四、治疗要点

1. 患乳暂停哺乳，控制感染，排空乳汁。
2. 脓肿形成后应及时切开引流；感染严重或并发乳瘘者应断乳。

五、主要护理问题

1. 疼痛　与乳腺炎症、肿胀、乳汁淤积等有关。
2. 体温过高　与局部感染毒素吸收等有关。
3. 知识缺乏　缺乏哺乳和预防急性乳腺炎的知识。

六、护理措施

1. 患者应适当休息，注意个人卫生；增加营养；用宽松的乳罩托起两侧乳房，以减轻疼痛。

2. 养成良好的哺乳期卫生习惯，保持乳房清洁、勤更衣，定期沐浴。

3. 脓肿形成后及时切开引流，切口应沿乳管方向做放射状切至乳晕处。术后应及时更换敷料。

七、健康教育要点

1. 预防乳头破损或皲裂 乳房、乳头破损或皲裂时暂停哺乳，待愈合后再行哺乳。

2. 矫正乳头内陷 于妊娠期每天挤捏、提拉乳头。

3. 防止乳汁淤积 每次哺乳尽量排净乳汁。

4. 防止细菌侵入 每次哺乳前、后均需清洁乳头，养成良好的哺乳习惯。

第二节 乳腺癌

一、概述

乳腺癌是我国女性发病率最高的恶性肿瘤。

乳腺癌的病因尚不清楚，大多数发生在40～60岁绝经期前后的妇女。本病的发生与性激素紊乱有关，特别是与卵巢功能失调有着密切的关系。乳腺癌发生的易感因素：①乳腺癌家族史；②内分泌因素：未婚、未育、未哺乳以及第一胎晚于35岁的妇女；或月经初潮早于12岁，闭经迟于55岁者等；③不良饮食习惯：如长期高脂肪饮食、营养过剩、肥胖等；④癌前疾病如乳腺囊性增生病；⑤环境因素和生活方式。临床常见的病理类型有硬癌、单纯癌、髓样癌。

二、临床特点

1. 乳腺肿块 早期表现为无痛、单发、质硬、表面不光滑的肿物。患者多在无意中发现而就医，常发生在乳房外上象限，其次为乳晕区和内上象限。

2. 乳房外形改变 乳房肿瘤增大可致乳房局部隆起。

(1) 癌块侵犯连接腺体与皮肤的Cooper韧带，使之收缩，导致皮肤表面凹陷，称为"酒窝征"。

(2) 癌肿侵犯近乳头的大乳管，可使乳头偏移、抬高或内陷，造成两侧乳头位置不对称。

(3) 癌肿继续增大，与皮肤广泛粘连，当皮内或皮下淋巴管被癌细胞堵塞时，可引起淋巴回流障碍，出现真皮水肿，乳房皮肤呈"橘皮样"改变。

3. 转移 乳腺癌淋巴转移常见部位为患侧腋窝，远处转移依次为肺、骨、肝。

三、辅助检查

1. 影像学检查 常用方法是钼靶X线摄片，正确诊断率可达90%以上；B超能发现直径在1cm以上的肿瘤。

2. 脱落细胞学检查 取乳头溢液或细针穿刺肿块吸取组织细胞，做细胞学检查。

四、治疗要点

以手术为主，辅以化疗、放疗、内分泌疗法和生物治疗等综合疗法。

五、主要护理问题

1. 恐惧或焦虑　与担心麻醉、术中危险、乳房外形改变、预后等因素有关。

2. 自我形象紊乱　与术后乳房切除等有关。

3. 潜在的并发症　皮瓣下积血、皮瓣坏死等。

六、护理措施

1. 心理护理　护士要关心和尊重患者，耐心倾听患者的诉说，鼓励患者树立战胜疾病的信心。

2. 病情观察　观察生命体征的变化和切口敷料渗血、渗液情况；注意呼吸，及时发现有无呼吸困难、气胸；观察手术侧上肢皮肤颜色和温度、感觉、运动、有无肿胀等；观察并记录皮瓣的颜色。

3. 卧位　血压平稳后取半卧位，利于引流和呼吸。

4. 饮食　术后 6 小时无麻醉反应可给予正常饮食。

5. 切口和引流

(1) 切口护理：切口用多层敷料或棉垫加压包扎，妥善固定皮瓣，包扎松紧度要适当。

(2) 引流管护理：手术后常放置皮瓣下引流管持续负压吸引，应妥善固定，并保持引流通畅。密切观察引流液的性质和量。

6. 预防患侧上肢水肿　术后患侧肘部应垫一软枕，抬高上肢，促进静脉和淋巴回流，应用弹性绷带包扎，指导或协助患者自远端向近端按摩患肢，绝对禁止在手术侧手臂测血压、注射或抽血，以免加重循环障碍。

7. 患肢功能锻炼　术后 24 小时内开始活动手指及腕部，可做伸指、握拳、屈腕等锻炼；术后 3 天内，患侧肩部制动；术后 4 天，开始活动肘关节；术后 7 天，可做肩部活动。

七、健康教育要点

1. 普及妇女自查乳房知识　凡 30 岁以上妇女，特别是曾经一侧患乳腺癌者，应每月自我检查乳房 1 次。有月经的妇女在月经结束后 4～7 天进行检查为宜。

2. 功能锻炼　患肢循序渐进进行功能锻炼，避免患侧上肢受伤，不宜搬动、提拉重物等。

3. 预防复发　遵医嘱坚持化疗或放疗，定期到医院复查。告知患者术后 5 年内避免妊娠。

（刘雪萍）

第十二章　胸部疾病患者的护理

第一节　胸部损伤

一、肋骨骨折

（一）概述

肋骨骨折是最常见的胸部损伤，以第4～7肋骨最常见。有直接暴力和间接暴力两种。直接暴力如胸壁受到撞击使肋骨向内弯曲折断；间接暴力如胸壁遭受前后挤压使肋骨折断。

单根或数根肋骨单处骨折，其上、下有完整的肋骨支持胸廓，对呼吸功能的影响不大。多根多处肋骨骨折后局部胸壁失去肋骨的支撑而软化，可出现反常呼吸运动现象，即吸气时软化区胸壁内陷，呼气时软化区胸壁向外鼓出，又称连枷胸。如果软化区范围较大，在呼吸时由于胸膜腔内两侧压力不平衡，使纵隔左右摆动。

（二）临床特点

局部疼痛，深呼吸、咳嗽或转动身体时疼痛加剧；多根多处肋骨骨折，出现胸壁反常呼吸运动，患者常伴有明显的呼吸困难。体格检查时可有局部压痛、间接挤压痛、骨擦感。

（三）辅助检查

胸部X线片能够显示肋骨骨折的部位、移位、范围以及有无血胸、气胸等并发症。

（四）治疗要点

1. 闭合性肋骨骨折　重点是止痛、固定胸廓和防治并发症。

2. 闭合性多根多处肋骨骨折　主要是固定软化区胸壁，控制反常呼吸运动。

3. 开放性肋骨骨折　清创缝合胸壁伤口，固定骨折断端，抗感染，如胸膜腔已穿破，行闭式胸腔引流。

（五）主要护理问题

1. 气体交换受损　与胸部损伤所致多根多处肋骨骨折引起反常呼吸等有关。

2. 疼痛　与胸部损伤、肋骨骨折等有关。

3. 潜在并发症　肺炎、肺不张、胸腔感染等。

（六）护理措施

1. 维持呼吸功能

（1）现场急救：对多肋多处骨折可在软化区胸壁用厚棉垫加压包扎，控制反常呼吸。

（2）及时清除口腔和呼吸道内的血液、呕吐物、异物。

（3）密切观察生命体征、神志、胸腹部活动以及气促、发绀、呼吸困难等情况。

2. 疼痛的护理　遵医嘱行胸廓固定，必要时用镇静、止痛药。

3. 预防感染

（1）密切观察体温，若体温超过38.5℃，应通知医师及时处理。

（2）鼓励并协助患者有效咳嗽和排痰。

(3) 对开放性损伤者，保持敷料清洁干燥和引流管通畅。

(4) 遵医嘱合理使用抗生素。

(七) 健康教育要点

1. 向患者解释深呼吸、咳嗽排痰的重要性，教会患者有效地咳嗽。

2. 告知患者出院后 3 个月复查胸部 X 线片，以了解骨折愈合情况。

二、损伤性气胸

(一) 概述

胸膜腔内积气称为气胸。分闭合性、开放性和张力性气胸。

1. 闭合性气胸　胸膜腔内压仍低于大气压，肺压缩的程度与胸膜腔内压改变相一致。随着胸膜腔内积气增加，肺裂口缩小、封闭，吸气时也不开放，气胸趋于稳定。

2. 开放性气胸　胸膜腔积气而且气体经体表伤口随呼吸自由出入胸膜腔。当体表伤口大于气管口径时，空气入量多，胸膜腔内压几乎等于大气压，伤侧肺完全萎陷，纵隔向健侧移位，出现纵隔扑动，影响静脉血液回流，最终引起呼吸和循环障碍。

3. 张力性气胸　由于与胸膜腔相通的裂口呈单向活瓣，气体只能进入胸膜腔而不能排出胸膜腔，使胸膜腔内压力急剧持续升高，也称高压性气胸。伤侧肺组织逐渐压缩，并将纵隔推向健侧，健侧肺也受压，引起呼吸循环衰竭。高压气体可被挤入纵隔，并扩散至皮下组织，在颈部、面部、胸部形成皮下气肿。

(二) 临床特点

1. 闭合性气胸　小量气胸症状常不明显，大量气胸可有胸闷、气急、呼吸困难等症状，听诊伤侧呼吸音降低，叩诊伤侧胸部呈鼓音。

2. 开放性气胸　患者有严重的呼吸困难、发绀，甚至休克。胸壁伤口处能听到随着呼吸发出的“嘶嘶声”；气管向健侧移位；听诊伤侧呼吸音减弱或消失；叩诊伤侧胸部呈鼓音。

3. 张力性气胸　表现极度呼吸困难、发绀、烦躁不安、严重可发生休克甚至昏迷。查体可见伤侧胸部饱满，常触及皮下气肿，叩诊呈明显鼓音，呼吸音消失。

(三) 辅助检查

1. X 线检查　是诊断气胸的重要方法，可见肺萎陷和胸膜腔积气。

2. 胸腔穿刺　抽出气体，张力性气胸时有高压气体冲出。

(四) 治疗要点

1. 闭合性气胸　肺压缩在 30%以下的小量气胸，无需治疗；肺压缩超过 30%的大量气胸，需胸腔穿刺抽气或胸膜腔闭式引流。

2. 开放性气胸　现场迅速用毛巾等物品覆盖胸壁伤口并加压包扎，使开放性气胸变为闭合性气胸；入院后，清创缝合胸壁伤口，行胸膜腔闭式引流，应用抗生素抗感染治疗。

3. 张力性气胸　现场用粗针头在伤侧锁骨中线第 2 肋间刺入胸膜腔，立即排气减压；入院后持续胸膜腔闭式引流，应用抗生素预防感染等。

(五) 主要护理问题

1. 气体交换受损　与呼吸道梗阻、肺萎陷及胸廓活动受限等有关。

2. 心输出量减少　与损伤性气胸致纵隔移位，大血管扭曲、静脉回流障碍等有关。

(六) 护理措施

1. 患者血压平稳后，可采取半卧位。

2. 维持呼吸功能　及时清除口腔和呼吸道内的血液、呕吐物、异物、给予吸氧。鼓励患者咳嗽和深呼吸，必要时做气管切开维持呼吸功能。

3. 病情观察　气胸发生时常需紧急处理，合并胸内器官损伤需急症手术治疗。护理人员必须密切观察呼吸、血压、心率、意识等情况。

（七）健康教育要点

1. 向患者解释深呼吸、咳嗽排痰的重要性，教会患者如何做有效地咳嗽。

2. 加强锻炼，提高肺活量，预防呼吸道感染。

三、损伤性血胸

（一）概述

血液积聚在胸膜腔内，称为血胸。出血的来源常为肋骨骨折断端出血或利器损伤胸部均可能刺破肺、心脏、血管而导致胸膜腔积血。

大量血胸可造成血容量不足；同时胸膜腔内积血增多，伤侧肺受压萎陷，并将纵隔推向健侧，引起呼吸和循环功能障碍。

（二）临床特点

1. 小量血胸　指胸腔积血量在500ml以下，患者无明显症状和体征。

2. 中量血胸（500～1000ml）和大量血胸（1000ml以上）患者出现失血性休克的表现，以及气管向健侧移位，伤侧胸部叩诊浊音、呼吸音减弱等。

3. 进行性血胸　出现下列情况提示进行性血胸：

（1）脉搏逐渐加快，血压降低，或经治疗仍不稳定。

（2）血红蛋白、红细胞计数和血细胞比容进行性降低。

（3）胸腔闭式引流液每小时超过200ml，连续3小时。

（三）辅助检查

1. X线检查　小量血胸可见肋膈角变浅；中量血胸可见积血上缘达肩胛角平面；大量血胸可见胸腔积液超过肺门平面。

2. 胸腔穿刺　抽出不凝固血液，可明确诊断。

（四）治疗要点

小量血胸可自行吸收，不需特殊治疗；中、大量血胸，行胸腔穿刺抽出积血，必要时行胸腔闭式引流；凝固性和机化性血胸应进行剖胸手术。

（五）主要护理问题

1. 气体交换受损　与血胸使肺组织萎陷等有关。

2. 心输出量减少　与出血使血容量减少等有关。

（六）护理措施

1. 治疗配合

（1）给予吸氧，必要时吸痰。

（2）建立静脉通道，输血补液维持充足的血容量。

（3）协助医生做胸腔穿刺和胸腔闭式引流术。

（4）需开胸止血者，迅速做好术前准备工作。

2. 病情观察　注意呼吸、血压、心率、意识及体温等变化，观察与记录胸腔闭式引流的情况。

3. 心理护理　关心、理解、同情患者，帮助患者树立战胜疾病的信心。

（七）健康教育要点

1. 向患者解释胸膜腔闭式引流、胸腔穿刺的意义和注意事项。

2. 指导患者进行深呼吸和有效咳嗽。

第二节　脓胸

一、概述

致病菌侵入胸膜腔引起感染化脓，称为脓胸。根据病程长短分为急性脓胸（<6 周）和慢性脓胸（>6 周）。

感染途径常为肺部病灶直接侵入胸膜腔或破入胸膜腔。金黄色葡萄球菌感染较多见。脓液占满整个胸腔者，称为全脓胸；如脓液局限于胸腔一定范围内，则称为局限性脓胸（包裹性脓胸）。

二、临床特点

1. 急性脓胸　表现为高热、胸痛、气促、咳嗽、伴支气管胸膜瘘者可咳出脓痰；患侧胸部呼吸受限，胸廓饱满，气管移向对侧，肋间隙增宽，叩诊浊音或实音。脓气胸叩诊上部鼓音，下部浊音，听诊呼吸音减弱或消失。

2. 慢性脓胸　表现反复发热，以低热为主。食欲缺乏、胸部隐痛，气促、咳嗽、伴支气管胸膜瘘者咳大量脓痰；患者常呈现慢性消耗性病容、消瘦、贫血、营养不良，患侧胸壁塌陷，气管向患侧移位，肋间隙变窄，呼吸运动受限，叩诊实音，呼吸音减弱或消失，脊柱侧弯，杵状指（趾）。

三、辅助检查

胸部 X 线检查、血常规检查、B 超、胸膜腔穿刺等。

四、治疗要点

选用有效抗生素控制感染；排尽脓液促使肺早日扩张，加强全身营养、补充能量和蛋白质。

五、主要护理问题

1. 气体交换受损　与脓胸压迫肺组织引起通气和换气不足等有关。

2. 体温过高　与感染等有关。

六、护理措施

1. 体位　患者取半卧位，有支气管胸膜瘘的患者应根据脓腔部位采取体位，避免脓液流向健侧。

2. 饮食护理　给予高蛋白、高热量和高维生素的食物。

3. 急性脓胸患者进行胸膜腔闭式引流，大量胸腔积脓时，引流应缓慢，同时注意观察呼吸和循环情况。

4. 胸廓成形术后，要定时检查、调整胸带，胸膜纤维板剥除术后应注意创面渗血情况。

5. 病情观察　监测生命体征，对于疼痛的患者指导做腹式呼吸以减少胸廓的活动，遵医嘱用止痛药。

七、健康教育要点

1. 教会患者自我保健的知识和方法，如肺功能训练等。

2. 告知患者胸膜腔闭式引流的重要性和注意事项。

第三节　食管癌

一、概述

食管癌是我国常见的恶性肿瘤之一，发病年龄多在 40 岁以上。男性发病高于女性，男、女之比约为 2∶1 。食管癌以食管中段最多见，下段次之，上段较少见。肿瘤发生在食管的黏膜，多数为鳞状上皮癌，其次是腺癌。

食管癌的病因不明，可能与下列因素有关：饮食因素：如饮酒、进食过快、过热、过硬，喜食腌菜、隔夜剩菜；食管慢性炎症刺激；食物中缺乏微量元素（钼、铁、锌、氟、硒等）；吸烟、维生素缺乏（A、B_2、C 等）；遗传因素。

二、临床特点

早期症状不明显，偶有咽下食物哽噎感、胸骨后疼痛及异物感。中晚期的典型症状是进行性吞咽困难，初期进食干硬食物感到不畅或呃逆，继而进食软食或半流质也感不畅以致发展到进食流质也感困难，最终可发展为滴水不进。晚期出现声音嘶哑、呕血、食管气管瘘、进食时呛咳及肺部感染。

三、辅助检查

1. 食管吞钡 X 线检查　了解有无黏膜破坏，充盈缺损、管腔狭窄等。

2. 脱落细胞学检查　常用拉网法，有早期诊断价值，临床常用于大面积普查，阳性率可高达 90%。

3. 食管镜检查　直接观察食管肿瘤，明确肿瘤侵犯的部位和范围，并可取活体组织做病理学检查。

四、治疗要点

手术治疗为主，辅以放疗和化疗等综合疗法。

五、主要护理问题

1. 营养失调　低于机体需要量；与进食少和肿瘤消耗等有关。

2. 体液不足　与进食困难、摄入不足等有关。

3. 焦虑　与疾病的进展、担忧术后能否正常进食等有关。

六、护理措施

1. 术前护理

（1）饮食：能进食者给予高热量、高蛋白、高维生素的饮食。进食困难者给予输血输液、支持疗法。

（2）保持口腔清洁：不能进食者，每日给予淡盐水或其他含漱液漱口，及时治疗口腔疾病。

（3）呼吸道准备：术前2周戒烟，教会患者深呼吸，有效咳嗽、咳痰。

（4）胃肠道准备

1）术前1周遵医嘱口服抗生素。

2）术前3天改流质饮食，术前1天禁食。

3）对进食后有食物滞留或反流者，术前1天晚遵医嘱用生理盐水100ml加抗生素冲洗食管和胃。

4）拟行结肠代食管手术患者，术前做好结肠肠道准备（见大肠癌）。

5）手术日早晨常规置胃管。

2. 术后护理　除按胸外科手术患者的常规护理外，还应重点注意以下几点：

（1）饮食护理：术后3～5天内严格禁食和禁水，禁食期间持续胃肠减压。停胃肠减压24小时后，若无吻合口瘘症状，可试饮少量水。术后第5～6天，可给予流质饮食，术后1周给半流食，术后2周可进普食。

（2）胸膜腔闭式引流护理：胸腔引流液如发现有异常，如出血、混浊液、食物残渣或乳糜液排出，则提示胸腔内有活动性出血、食管吻合口瘘或乳糜胸。

（3）病情观察：密切注意生命体征变化，观察伤口渗血、渗液情况。

（4）并发症的观察与处理：密切观察胸腔内活动性出血、肺炎、肺不张、脓胸等症状，食管吻合口瘘是最常见的并发症，多发生在术后5～7天。表现为持续高热、呼吸困难、胸痛、患侧胸膜腔积气积液，全身中毒症状明显。处理应立即禁食禁饮、胃肠减压、胸膜腔闭式引流、抗感染治疗等。

七、健康教育要点

1. 指导饮食　术后患者建立饮食习惯，饮食应少食多餐，细嚼慢咽，以高热量、高蛋白、易消化的软食为宜。戒烟酒，避免热、生、冷、硬、辛辣等刺激性食物。若患者进食后出现胸闷、呼吸困难症状，多因胃膨胀压迫心肺引起，预防方法是餐后2小时不要平卧。术后食管反流症状严重者，睡眠前用枕头垫高头部，防止胃内容物反流到食管。

2. 定期复查，坚持后续放疗、化疗。

第四节　胸膜腔闭式引流的护理

一、原理

依靠水封瓶中的液体使胸膜腔与外界隔离。

二、作用与适应证

1. 排除胸膜腔内的液体及气体，用于血胸、气胸、脓胸的引流。
2. 重建胸膜腔内负压，使肺复张，用于开胸术后的患者。
3. 平衡压力，预防纵隔移位，常用于全肺切除的患者。

三、引流管安放的位置

胸膜腔引流的目的及插管位置见表 12－1。

表 12－1 胸膜腔引流管安放的位置

目的	部位
排液	腋中/后线第 6～8 肋间
排气	锁骨中线第 2 肋间
排脓	脓腔最低点 1.5～2cm

四、引流装置

传统的胸膜腔闭式引流装置有单瓶、双瓶和三瓶。目前临床广泛使用的是一次性单瓶胸腔引流装置。

五、护理措施

1. 管道密封与妥善固定
(1) 注意检查各连接处衔接是否牢固。
(2) 保持引流瓶直立，长管浸入水面下 3～4cm。
(3) 更换引流瓶或搬动患者时，需双钳夹闭引流管。
(4) 引流管从胸腔滑脱，立即用手捏闭伤口处皮肤。
2. 严格无菌操作，防止逆行感染
(1) 严格遵守无菌操作规程，每天更换引流瓶。
(2) 保持胸壁引流口处敷料清洁干燥。
(3) 引流瓶低于胸壁引流口 60～100cm。水封瓶不可倒置，不可高于胸部，以免液体逆流入胸腔。

3. 保持引流管通畅 患者常采取半卧位，防止引流管阻塞、扭曲、受压，鼓励患者咳嗽、深呼吸及变换体位，定时挤压引流管，以免管腔被血凝块或脓块堵塞。

4. 观察和记录
(1) 注意观察引流瓶长管中的水柱波动情况，正常情况下随着呼吸上下波动。
(2) 观察与记录引流液的量、性质、颜色。创伤后如出血已停止，引出胸液多呈暗红色；引流液呈鲜红色，伴有血块，考虑胸腔内有进行性出血。

5. 拔管指征 一般引流 48～72 小时后，没有气体排出，24 小时引流液＜50ml、脓液＜10ml，患者无呼吸困难，听诊呼吸音恢复，X 线检查肺膨胀良好，即可拔管。

（刘雪萍）

第十三章　腹部疾病患者的护理

第一节　急性腹膜炎

一、概述

临床上以急性继发性腹膜炎最多见，主要致病菌来自肠道菌群。炎症致腹腔渗液，未能完全吸收时，形成腹腔脓肿，盆腔、膈下脓肿最常见。

二、临床特点

1. 症状　最突出的症状是腹痛，伴发热、恶心、呕吐。

2. 体征　最重要的体征是腹膜刺激征、肠鸣音减弱。肝浊音界缩小，提示胃肠穿孔。移动性浊音阳性，提示腹腔大量积液。

三、辅助检查

1. 血常规检查　白细胞计数增高、中性白细胞比例增高。

2. 立位腹部X线检查　见“膈下游离气体”，提示胃肠穿孔。

3. 腹腔穿刺　抽出含食物残渣或粪样浑浊液体，提示胃肠穿孔；抽出墨绿液体，提示胆道破裂或穿孔；抽出不凝血液，多提示肝脾破裂。

四、治疗要点

1. 保守治疗　抗炎、支持、对症。

2. 手术治疗　处理原发病灶、清洗腹腔、充分引流。

五、主要护理问题

1. 体温过高　与腹膜炎症有关。

2. 体液不足　与腹膜腔内大量渗出、高热、呕吐等有关。

3. 潜在并发症　腹腔脓肿、切口感染。

六、护理措施

1. 保守治疗患者的护理

（1）一般护理

1）体位：宜取半坐卧位。

2）饮食：禁食，必要时，胃肠减压。

（2）病情观察

1）生命体征、神志、每小时尿量、中心静脉压等基本生命指标。

2）腹痛和腹膜刺激征的变化。

（3）治疗配合：诊断不明或病情不稳定者，禁止使用镇痛、镇静剂。

2. 手术后患者的护理

（1）一般护理

1）体位：生命体征平稳后，改取半坐卧位。

2）饮食：先禁食，待有肛门排气后，允许进食。

3）活动：鼓励患者及早下床活动，以促进肠蠕动恢复、减轻肠粘连。

（2）病情观察

1）术后 6～8 小时内密切监测生命体征、神志、每小时尿量等基本生命指标。

2）观察腹部伤口。

3）观察腹腔引流情况。

（3）治疗配合：腹腔引流管的护理。

1）了解引流目的、引流管位置，并标记。

2）妥善固定，避免引流管受压、扭曲。

3）及时更换引流袋。

4）记录引流液的性质、性状、量。正常情况下，术后当日会有少量淡红色血水引出。

5）引流管周围皮肤每日以酒精棉球消毒，再覆盖纱块。有渗出者，可涂以氧化锌软膏。

七、健康教育要点

嘱出院后，如出现腹痛、腹胀、呕吐、肛门停止排气排便，考虑发生粘连性肠梗阻，及时就诊。

（潘兆年）

第二节 腹部损伤

一、概述

按腹壁上是否有伤口分为开放性和闭合性两大类。可合并脾、肝、小肠等内脏器官损伤。

二、临床特点

1. 单纯腹壁损伤 腹壁疼痛、肿胀、淤血、伤口、出血。

2. 合并内脏损伤

（1）实质器官破裂：失血性休克表现明显，急性腹膜炎表现较轻。

（2）空腔器官破裂：急性腹膜炎表现明显，而休克表现出现较迟。

（3）脾、肝被膜下血肿：无休克和腹膜炎表现。若因活动诱发被膜破裂，则大出血。

三、辅助检查

1. 腹腔穿刺 抽出含食物残渣或粪样浑浊液体，提示胃肠穿孔；抽出墨绿液体，提示胆道破裂或穿孔；抽出不凝血液，多提示肝脾破裂。

2. 立位腹部X线检查 见“膈下游离气体”，提示胃肠穿孔。

3. B超、CT检查 疑有肝、脾破裂，可选择B超、CT检查。

四、治疗要点

1. 单纯开放性腹壁损伤者，及时予以清创、缝合。

2. 单纯闭合性腹壁损伤者，可按一般性软组织挫伤处理。

3. 合并内脏损伤者，一般需要手术治疗。但“脏器被膜下血肿”，不手术、绝对卧床。

五、主要护理问题

1. 体液不足 与出血、腹膜炎、发热、呕吐、禁食有关。

2. 疼痛 与外伤有关。

3. 潜在并发症 伤口感染、腹腔脓肿等。

六、护理措施

1. 现场急救护理 **腹壁裂开肠袢脱出者，现场一般不予回纳**，以生理盐水纱布覆盖、再扣以消毒碗并固定在腹壁上；如脱出肠袢有血运障碍征象，予以回纳、并包扎。

2. 非手术治疗及手术前护理

（1）一般护理

1）体位：宜取半坐卧位。

2）饮食：禁食。

3）活动：绝对卧床。**脏器被膜下血肿者，应绝对卧床2周以上。**

（2）病情观察

1）生命体征、神志、每小时尿量、中心静脉压等基本生命指标。

2）腹痛和腹膜刺激征的变化。

（3）治疗配合：诊断不明者，禁止使用镇痛、镇静剂。

3. 手术后护理

（1）一般护理

1）体位：生命体征平稳后，改取半坐卧位。

2）饮食：先禁食，待有肛门排气后开始进食。

3）活动：鼓励患者及早下床活动。

（2）病情观察

1）术后6～8小时内密切监测生命体征、神志、每小时尿量、中心静脉压等基本生命指标。

2）观察腹部伤口。

3）观察腹腔引流情况。

七、健康教育要点

“脏器被膜下血肿”患者，应绝对卧床2周以上，且避免咳嗽、便秘等。

（潘兆年）

第三节 腹外疝

一、概述

腹外疝是腹腔内脏器或组织连同壁腹膜，经腹壁薄弱区或缺损向体表突出形成的包块。腹壁强度降低和腹内压力升高是其形成的主要原因。腹外疝由疝环、疝囊、疝内容物（小肠最多见）和疝外被盖4部分组成。临床类型有易复性疝、难复性疝、嵌顿性疝和绞窄性疝。

临床常见腹股沟斜疝、腹股沟直疝、股疝。经由腹股沟管形成的为腹股沟斜疝，最常见；经由直疝三角（海氏三角）形成的为腹股沟直疝；经由股环形成的为股疝。

二、临床特点

1. 腹股沟斜疝　好发于儿童和青壮年，每于站立、哭闹、咳嗽时，自腹股沟区突起成包块状，可降入阴囊，平卧后消失。嘱平卧压住腹股沟管内环口，即不会疝出；指尖纳入腹股沟管内环口，嘱咳嗽、指尖有冲击感。如发生嵌顿，可出现急性肠梗阻症状。

2. 腹股沟直疝　好发于老年人，每于站立、咳嗽、屏气时，自腹股沟区突起成包块状，不会降入阴囊，平卧后消失。嘱平卧压住腹股沟管内环口，仍然会疝出，极少发生嵌顿。

3. 股疝　多见于40岁以上的肥胖妇女，主要表现为在腹股沟韧带下方卵圆窝处有一半球形的突起。极易发生嵌顿。

三、辅助检查

1. 透光试验　用于腹股沟斜疝与鞘膜积液的鉴别，腹股沟斜疝透光试验阴性。

2. X线检查　嵌顿或绞窄性疝如内容物为肠袢时，X线检查可见肠梗阻征象。

四、治疗要点

1. 非手术治疗　1岁以内婴幼儿采用棉线束带或绷带压住腹股沟管内环；年老体弱不能耐受手术者，建议佩戴医用疝带。

2. 手术治疗　手术修补是最有效的治疗方法。嵌顿性及绞窄性疝原则上应急症手术。

五、主要护理问题

1. 疼痛　与疝发生嵌顿或绞窄及手术有关。

2. 潜在并发症　阴囊水肿、切口感染。

六、护理措施

1. 术前护理

(1) 避免咳嗽、便秘、排尿困难等引起腹内压增高的因素。

(2) 巨大疝者术前2～3天内应多卧床休息。

(3) 吸烟者，应戒烟2周。

(4) 便秘者，术前晚清洁灌肠。

(5) 术晨排空膀胱，以避免手术时误伤膀胱。

2. 术后护理

（1）体位：平卧，膝下垫一软枕，使髋关节屈曲，以降低腹壁切口张力。

（2）活动：术后3～5天内宜平卧休息。年老体弱、复发性疝、绞窄性疝、巨大疝者卧床时间宜延长。

（3）预防伤口感染，避免咳嗽、便秘、屏气等致腹内压增高的情形。

（4）丁字带将阴囊托起，防止阴囊水肿。

七、健康教育要点

出院后3个月内，避免重体力劳动和提举重物。

（潘兆年）

第四节　胃十二指肠疾病

一、胃十二指肠溃疡外科治疗

（一）概述

消化性溃疡好发于胃和十二指肠，幽门螺杆菌感染、胃酸分泌过多、胃黏膜屏障破坏是溃疡形成的主要原因。

（二）临床特点

1. 胃溃疡为“饱腹痛”，十二指肠溃疡为“空腹痛”，均可伴泛酸、嗳气。

2. 并发症

（1）出血：最突出的表现为“柏油样便”。

（2）穿孔：引起急性腹膜炎。最主要的表现是腹痛，典型体征为肝浊音界缩小、腹穿抽出混浊液体、X线见膈下游离气体。

（3）幽门梗阻：典型表现为呕吐隔夜食物（宿食）。

（4）胃溃疡癌变。

（三）辅助检查

1. 胃镜检查最重要。

2. 幽门螺杆菌检查。

（四）治疗要点

1. 手术适应证

（1）内科治疗效果不佳的顽固性溃疡。

（2）溃疡合并内科治疗无效的大出血。

（3）溃疡合并瘢痕性幽门梗阻。

（4）溃疡癌变。

2. 手术方式：主要采用“胃大部分切除术”，包括毕Ⅰ式和毕Ⅱ式。

（五）主要护理问题

1. 焦虑　与对预后及对器官缺失的忧虑有关。

2. 潜在并发症　十二指肠残端瘘、梗阻、倾倒综合征、营养不良。

（六）护理措施

1. 术前准备　常规准备为主，术晨常规留置胃管。幽门梗阻患者，术前3日始，每日300～500ml温生理盐水洗胃1次，以减轻胃黏膜水肿。

2. 手术后护理

（1）一般护理　①体位：生命体征平稳后改半坐卧位。②饮食：肛门排气后拔除胃管、开始进食。前2～3天进食流质，4～10天进食半流质，10天后进食软食，再渐过渡到普食。食物避免生、冷、硬、辛辣刺激。③活动：鼓励及早下床活动。

（2）病情观察：①密切监测生命体征、神志、每小时尿量、CVP等基本生命指征。②观察腹部情况、腹部伤口，观察胃管和腹腔引流管的引流情况。

（3）治疗配合：并发症的观察、预防与处理。

1）术后胃出血：如自胃管引出大量鲜血，甚至呕血和黑便。多数用非手术疗法。

2）十二指肠残端瘘：多发生在术后3～6日。表现为突发上腹痛、发热、腹膜刺激征，上腹部腹腔引流管突然有大量引流液流出、混有胆汁。

3）输入袢梗阻：①急性（完全性）输入袢梗阻：表现为突发剧烈上腹痛，频繁呕吐、量少、且多不含胆汁。急性（完全性）输入袢梗阻易发生肠绞窄，短时间内观察不缓解，宜急诊手术解除梗阻。②慢性（不完全性）输入袢梗阻：表现为进食30分左右出现上腹部胀痛或绞痛；喷射性呕吐，量大、含胆汁。予以禁食、胃肠减压、补液、营养支持等治疗，如仍不能缓解，可行手术处理。

4）倾倒综合征：①过甜或过咸食物快速排入肠道，致肠道高渗，再继血容量锐减。患者在餐后10～20分左右出现无力、面色苍白、心悸，或有呕吐、腹痛、腹泻等症状，称早期倾倒综合征。②食物快速排入肠道，糖吸收迅速、血糖增高，刺激胰岛素大量分泌，血糖降低。患者在餐后2～3小时左右出现无力、头晕、冷汗、心悸、甚至晕厥，称晚期倾倒综合征。倾倒综合征多发生在术后6～12个月内，此期间宜少食多餐，饮食清淡、避免过甜、过咸，可有效预防。

5）吻合口梗阻：由于吻合口过小或水肿引起，表现为上腹饱胀，呕吐；呕吐物为食物，不含胆汁。经非手术治疗不能解除梗阻者，需手术。

6）输出袢梗阻：多因大网膜水肿、肠粘连所致。表现为上腹饱胀，呕吐食物和胆汁。若不能缓解，需手术治疗。

（七）健康教育要点

术后6～12个月内，宜高营养饮食，少食多餐，避免过甜、过咸。

二、胃癌

（一）概述

胃癌病因与饮食结构等多种因素有关，胃溃疡被视为癌前病变。胃癌主要经淋巴转移，通过血液可转移至肝、肺、胰、骨骼等处。

（二）临床特点

上腹部疼痛、体重减轻是进展期胃癌的主要症状，黑便、呕血、幽门梗阻常为晚期症状。

（三）辅助检查

胃镜检查对明确诊断有重要价值。

（四）治疗要点

胃癌根治术配合化疗是目前主要治疗手段。

（五）主要护理问题

1. 恐惧　与担心预后有关。

2. 潜在并发症　十二指肠残端瘘、梗阻、倾倒综合征、肿瘤复发。

（六）护理措施

基本同胃十二指肠溃疡患者的护理。

（七）健康教育要点

1. 提倡均衡饮食。

2. 建议 40 岁以上健康人群，每 3～5 年例行纤维胃镜检查 1 次。

（潘兆年）

第五节　急性阑尾炎

一、概述

阑尾位于回盲部末端、体表投影为“麦氏点”。阑尾管腔阻塞，是急性阑尾炎的主要病因。

二、临床特点

1. 症状　转移性右下腹痛，伴发热、恶心、呕吐。

2. 体征　右下腹固定压痛、有腹膜刺激征。

3. 特殊检查　有结肠充气试验、腰大肌试验、闭孔肌试验、直肠指检。

三、治疗要点

1. 保守治疗　抗感染、支持、对症。

2. 手术治疗　实施阑尾切除术。但腹痛发作并持续 3 天以上者，考虑已经形成阑尾周围脓肿，主张保守治疗。急性阑尾炎术后最常见并发症为切口感染。

四、主要护理问题

1. 疼痛　与阑尾炎症、手术创伤有关。

2. 体温过高　与阑尾炎症有关。

3. 潜在并发症　切口感染。

五、护理措施

1. 术前护理　常规准备为主。

2. 术后护理

（1）一般护理

1）体位：生命体征平稳后改半坐卧位。

2）饮食：有肛门排气后开始进食。

3）活动：鼓励及早下床活动。

（2）病情观察　重点观察切口情况，尤其腹壁脂肪肥厚患者。

六、健康教育要点

阑尾周围脓肿患者，主张保守治疗。出院时告知病人3个月后，再次住院行阑尾切除术。

（潘兆年）

第六节　肠梗阻

一、概述

1. 概念　肠内容物不能正常通过肠道，称为肠梗阻。

2. 分类

（1）按病因可分为机械性肠梗阻、动力性肠梗阻、血运性肠梗阻，机械性肠梗阻最常见。

（2）按梗阻后肠壁是否发生血运障碍可分为单纯性肠梗阻和绞窄性肠梗阻。

（3）按梗阻位置可分为高位性肠梗阻和低位性肠梗阻。

二、临床特点

1. 单纯性肠梗阻特点

（1）症状：阵发性腹痛、腹胀、呕吐、肛门停止排气和排便。

（2）体征：腹膨隆、肠鸣音亢进。

2. 绞窄性肠梗阻特点

（1）呈持续性腹痛。

（2）伴寒战、高热。

（3）出现休克表现。

（4）肠鸣音消失。

（5）出现腹膜刺激征。

（6）腹腔穿刺抽出血性液体。

（7）自胃管引出血性液体。

3. 几种急性肠梗阻特点

（1）粘连性肠梗阻：有既往腹部手术史。

（2）肠扭转：好发于青壮年，饱食后剧烈运动是最常见诱因，极易发生绞窄。

（3）肠套叠：好发于2岁以内肥胖儿童，多为回结套。表现为阵发性哭闹、腹胀、呕吐、果酱样便、右下腹腊肠样包块。

三、辅助检查

1. 立位腹部X线检查　见阶梯状排列的气液平面。如见孤立、胀大的肠袢，且不因体位、时间而改变位置，提示为绞窄性肠梗阻。

2. 下消化道气、钡双重造影　肠套叠患儿，可于回盲部见“杯口样”改变。

四、治疗要点

1. 保守治疗　禁食、胃肠减压、支持、预防感染、解除梗阻、对症治疗等。肠套叠患儿，应用气、钡灌肠方法来尝试解除梗阻。

2. 手术治疗　对于非手术治疗无效或绞窄性肠梗阻应手术治疗。

五、主要护理问题

1. 疼痛　与肠梗阻、手术有关。

2. 体液不足　与呕吐、胃肠减压、肠内积液有关。

3. 潜在并发症　肠坏死、休克、肠瘘。

六、护理措施

1. 保守治疗的护理

（1）一般护理

1）体位：生命体征平稳者宜半卧位，不平稳者宜平卧位。

2）饮食：禁食、持续胃肠减压。

（2）病情观察：重点判断是否转变为绞窄性肠梗阻。

1）生命体征、神志、手足温度、每小时尿量、CVP等基本生命指标。

2）腹部情况：腹痛变化、肠鸣音变化、是否出现腹膜刺激征等。

3）胃管引流情况，是否有血性液体引出。

（3）治疗配合

1）遵医嘱进行解除梗阻的治疗，如自胃管注入液状石蜡30ml，然后夹管1小时。

2）禁止使用镇痛、镇静剂。

2. 手术后的护理

（1）一般护理

1）体位：生命体征平稳后取半坐卧位。

2）饮食：有肛门排气后允许进食。

3）活动：鼓励及早下床活动，

（2）病情观察

1）生命体征、神志、每小时尿量等基本生命指标。

2）观察伤口情况：注意是否渗血、渗液、红肿、化脓、裂开等。

3）观察、记录胃管及腹腔引流管的引流情况。

七、健康教育要点

1. 反复发生粘连性梗阻者，忌暴饮暴食、忌辛辣刺激食物、忌食粗纤维食物。

2. 教育儿童注意饮食卫生，如发现肠道蛔虫病，应及时治疗，以预防蛔虫性肠梗阻。

3. 教育儿童不要一次性食入过多鞣酸含量较高食物，如柿子、番石榴等，易发生粪石性肠梗阻。

4. 饱食后，避免剧烈运动，以避免发生肠扭转。

5. 老年人注意保持大便通畅，预防粪块性肠梗阻。

（潘兆年）

第七节 大肠癌

一、概述

大肠癌的病因与饮食结构（高脂肪、高蛋白、低纤维素）等多种因素相关，家族性结肠息肉病是公认的癌前病变，依次好发于乙状结肠、直肠、回盲部，主要经淋巴道转移，经血循环可转移到肝、肺、脑。

二、临床特点

1. 右半结肠癌 腹泻与便秘交替出现较早，有腹部肿块。
2. 左半结肠癌 易发生急性肠梗阻，可有黏液鲜血便。
3. 直肠癌 大便变形、变细，可有鲜血便。

三、辅助检查

1. 直肠指检 是直肠癌最简便、重要的检查方法。
2. 纤维结肠镜检查 具有重要诊断价值。

四、治疗要点

1. 手术治疗 结肠癌，实施根治术；直肠癌，癌肿块下界距肛门口 5cm 以上者行 Dixon 术式，保留肛门。5cm 以内者 Miles 术式，切除肛门，于左下腹壁结肠造瘘作为永久人工肛门。

2. 化疗。

五、主要护理问题

1. 恐惧 与担心预后有关。
2. 自我形象紊乱 与肛门位置和排便方式的改变有关。
3. 知识缺乏 缺乏人工肛门的护理知识。
4. 潜在并发症 伤口感染、造瘘口狭窄等。

六、护理措施

1. 手术前准备

（1）常规准备：术晨留置胃管、尿管；拟行 Miles 术式者，腹部及会阴部均要备皮。

（2）肠道准备：①术前3天流质饮食；②术前3天口服新霉素，同时口服维生素K_1；③清理肠道粪便：可采用全肠道灌洗法，即术前12～14小时口服5%～10%的甘露醇1500ml或平衡盐溶液不少于6000ml，2～4小时内服完，致容量性腹泻，达到清洁肠道目的。年老体弱、心肾功能不全者不宜选用此方法，口服甘露醇者，术中禁用电刀。对不能耐受全肠道灌洗法者宜采用清洁灌肠，术前晚及术晨各1次。

2. 手术后护理

（1）一般护理

1）体位：生命体征平稳后宜半坐卧位。

2）饮食：肛门排气后依次进食流质、半流，2周渐改软食、普食。

（2）病情观察

1）观察生命体征、神志、每小时尿量、CVP等基本生命指标。

2）观察腹部伤口：Miles术后患者，观察人工肛门口是否有坏死、狭窄，观察会阴部伤口。

3）观察、记录胃管、腹腔引流管、会阴部引流管的引流情况。

（3）治疗配合

1）Miles术后患者，留置尿管至会阴部伤口完全愈合。

2）Miles术后会阴部伤口护理：①会阴部引流管接负压瓶，保持负压，及时换瓶；②会阴部伤口基本填充满后即可考虑拔除引流管，此后每日以1∶5000的高锰酸钾溶液坐浴2次，至伤口完全愈合。

3）Miles术后人工肛门的护理

① 腹部伤口与人工肛门口隔开，不使自人工肛口流出的粪液污染伤口。

② 人工肛门口开放后即用肛袋盛接粪便，达1/3量时需更换肛袋。

③ 人工肛门口开放后，每日进行肛门扩张1次，以防止肛门口狭窄。

④ 术后7～10天禁忌灌肠，以免影响吻合口愈合、避免刺激手术切口。

七、健康教育要点

1. 提倡均衡饮食。

2. 建议40岁以上健康人群每3～5年例行纤维肠镜检查1次。

3. Miles术后护理　①嘱不宜进食易产气、味臭，或易引起腹泻、便秘食物。②出院后3个月内，每周1次扩张人工肛门，以防止肛门狭窄。③出院后，每日定时以500～1000ml温水灌入人工肛门内（方法：以肛管插入肛门10cm，再接储水罐即可灌入），并保留10～20分后开放，直至形成定时排便习惯。

（潘兆年）

第八节　胆道疾病

一、概述

胆道疾病包括胆道感染、胆石病、胆道蛔虫病等，临床上以胆石病、胆道感染多见。胆道感染、胆石病、胆道蛔虫病互为因果。

急性胆囊炎的主要病因为胆囊管梗阻和细菌感染，胆囊管梗阻多由胆囊结石引起，细菌感染主要是由大肠埃希菌通过胆道逆行侵入胆囊。急性胆囊炎病理改变分为单纯型、化脓型和坏疽型。坏疽性胆囊炎可因胆囊穿孔引发急性腹膜炎。急性胆囊炎反复发作可引起慢性胆囊炎。

急性梗阻性化脓性胆管炎（AOSC）是在胆道完全梗阻的基础上发生严重的化脓性感染。在我国胆管结石是最常见的病因；基本病理改变是胆管完全梗阻和胆管内化脓性感染，可引起全身化脓性感染和多器官功能障碍。

胆石病指发生在胆囊和胆管内的结石。胆石的成因一般认为与胆汁淤滞、细菌感染和胆汁的理化成分改变有关，按结石成分分为胆固醇结石、胆色素结石和混合性结石。胆固醇结石多发生于胆囊内，胆色素结石主要发生于胆管内。按结石部位分为胆囊结石、肝外胆管结石和肝内胆管结石。

胆道蛔虫病多发生在青少年及儿童，蛔虫喜碱恶酸，一般寄生于小肠下段。病因主要是肠道功能紊乱和 Oddi 括约肌收缩不良。

二、临床特点

1. 急性胆囊炎　典型表现为突发剧烈的上腹阵发性绞痛，常在饱餐、进油腻食物后或夜间发作，可放射至右肩部和背部，伴轻度发热，无寒战；少数患者出现轻度黄疸。发作期右上腹有腹膜刺激征，墨菲（Murphy）征阳性；部分患者可触及肿大的胆囊；如胆囊穿孔则主要表现为急性弥漫性腹膜炎表现。

2. 慢性胆囊炎　症状常不典型，主要表现为上腹隐痛、饱胀不适等消化道症状，多数患者曾有典型的胆绞痛病史。

3. 急性梗阻性化脓性胆管炎　典型表现为雷诺（Reynolds）五联征，即腹痛、寒战发热、黄疸、休克、中枢神经受抑制。

4. 胆囊结石　约 1/3 的患者终生无症状，称为“静止性胆囊结石”。大多数胆囊结石的症状与胆囊炎同时出现，难以区分。

5. 肝外胆管结石　当胆管结石合并急性胆管炎时，主要表现为 Charcot（夏柯氏）三联征：腹痛、寒战高热、黄疸。腹痛多为剑突下及右上腹阵发性绞痛，或持续性疼痛阵发性加剧，向右肩背部放射。发热一般为弛张热，体温可达 39～40℃。胆总管完全梗阻后可出现黄疸，为阻塞性黄疸。

6. 肝内胆管结石　如不合并肝外胆管结石，可多年无症状或仅有肝区和胸背部胀痛不适。若合并肝外胆管结石时，其临床表现与肝外胆管结石相似。如发生梗阻和合并细菌感染，可表现为胆管炎症状。一般不出现黄疸。

7. 胆道蛔虫病　剧烈的腹痛与腹部体征不相平行是本病最大的特点。腹痛主要表现为突发剑突下阵发性钻顶样剧烈绞痛，常放射至右肩及背部。常伴有恶心呕吐，一般有低热，黄疸少见或较轻，体征主要表现为剑突下或稍右方有轻度深压痛。

三、辅助检查

1. 实验室检查　大部分患者白细胞计数及中性粒细胞比例增高，部分患者血清转氨酶、血清胆红素、血清淀粉酶升高。胆道蛔虫病血常规示嗜酸性粒细胞计数升高，粪便中可查到蛔虫卵。

2. B超检查　是胆道疾病的首选检查。可显示胆囊增大，囊壁增厚，结石光团，胆管扩张，胆管内结石光团，可见蛔虫体。

3. 口服胆囊造影　含有造影剂的胆汁浓缩后使胆囊在X线下显影，可了解胆囊有无结石、肿瘤或息肉等。脂肪餐后可观察胆囊的收缩情况，发现胆囊有无功能。

4. 其他检查　经皮肝穿刺胆管造影（PTC）和内镜逆行胰胆管造影（ERCP）等。

四、治疗要点

1. 胆囊炎　主要为手术治疗，一般行胆囊切除术。非手术治疗包括禁食、胃肠减压，纠正水、电解质平衡紊乱和酸碱失衡，应用抗生素、维生素K、利胆、解痉止痛及对症支持疗法等。

2. 急性梗阻性化脓性胆管炎（AOSC）　紧急手术解除胆道梗阻并引流脓性胆汁，及时地降低胆管内压力。

3. 胆石病　主要以手术治疗为主。胆囊结石首选胆囊切除。肝外胆管结石常用的手术方法有胆总管切开取石、T形管引流、胆肠吻合术、Oddi括约肌成形术等。肝内胆管结石常用的手术方法有高位胆管切开取石；胆肠吻合内引流；肝叶、段切除术等。

4. 胆道蛔虫病　采用非手术疗法为主，治疗措施有解痉止痛、利胆驱虫、防治感染、ERCP取虫等。非手术疗法无效或出现严重并发症时考虑手术治疗，手术方式多采用胆总管切开、探查、取虫及T管引流。

五、主要护理问题

1. 疼痛　与炎症反应、感染、手术创伤、胆道梗阻有关。

2. 有皮肤完整性受损的危险　与胆管梗阻、胆盐沉积致皮肤瘙痒，术后胆汁渗漏有关。

3. 潜在并发症　出血、胆瘘、结石残留、腹腔感染等。

六、护理措施

1. 体位　多卧床休息，根据病情选择适当的体位，合并腹膜炎者取半卧位，合并休克取中凹卧位，术后6小时内一般取平卧位，血压稳定后取半卧位。

2. 饮食护理　高热量、高蛋白、高维生素、低脂饮食。

3. 对症护理　黄疸患者出现皮肤瘙痒忌搔抓，忌热敷，可外用炉甘石洗剂；高热时遵医嘱行物理降温或药物降温，注意补充水、电解质；合并休克时应积极进行抗休克的护理；合并腹膜炎者，执行腹膜炎的护理措施。

4. 相关检查护理

（1）B超检查前应禁食8小时以上，检查前1天宜清淡饮食，少吃增加肠道积气的食物，以保证胆囊、胆管充盈，减少胃肠道内容物和气体的影响；

（2）PTC检查前需做碘过敏试验、普鲁卡因过敏试验、凝血功能检查、肌注维生素K_1预防出血，使用抗生素预防感染，碘过敏、凝血功能异常和胆道急性感染期忌做PTC，检查后重点观察有无出血。

（3）ERCP有诱发胰腺炎可能，碘过敏者、急性胰腺炎患者忌用此检查，检查后需检查血清淀粉酶。

5. 解痉止痛护理　胆绞痛患者发作时，遵医嘱给予解痉止痛药物，常用哌替啶（杜冷丁）50～100mg、阿托品 0.5mg 肌内注射，但禁用吗啡，因其导致 Oddi 括约肌痉挛，加重胆道梗阻。

6. 控制感染　遵医嘱使用抗生素，针对大肠埃希菌和厌氧菌选用两种抗生素联合用药。

7. 阻塞性黄疸术前应静滴或肌注维生素 K1，口服无效，由于胆汁不能排入肠道，使脂溶性维生素 K 吸收障碍。

8. 胆总管 T 管引流的护理　胆总管探查术需常规放置 T 管引流。主要目的是引流胆汁、引流残余结石、支撑胆道、防止胆道狭窄和胆瘘发生。

（1）妥善固定：T 形管除用缝线结扎固定于皮肤外，还需在皮肤外用胶布固定，严防因翻身、活动、搬动时受牵拉而脱出，如 T 管脱出需及时报告医生，不可自行再次插入。

（2）保持引流通畅：在改变体位或活动时，注意引流管的水平高度不要超过腹部切口高度，以免引流液反流，避免 T 管及连接管受压、扭曲、折叠，如果引流管因结石堵塞需经常用手由近端向远端挤压引流管或用少量生理盐水缓慢冲洗，切勿用力推注。

（3）保持清洁：每日更换 1 次外接的连接管和引流瓶，每天引流管周围皮肤需换药，更换敷料，保持敷料干燥。

（4）观察记录引流液的颜色、量和性状：正常情况 T 管每天引流量约为 300～700ml，呈深绿色，清晰无沉淀。量过多提示胆总管下端阻塞，量过少提示 T 管阻塞或受压、扭曲等，颜色混浊提示有感染发生，颜色过浅提示肝功能不全，有泥沙样沉淀物提示为残留结石。

（5）拔管：T 管一般放置 2 周，过早拔管可引起胆漏。黄疸消退、大便黄褐色、引流量减少，意味胆总管远端通畅，可考虑拔管。一般于手术后 10 天左右，经夹管 2～3 天，患者无不适及胆道梗阻的表现，经 T 形管造影显示无残余结石存在，胆总管通畅，次日即可拔管。

七、健康教育要点

1. 饮食宜低脂易消化饮食，忌油腻，忌过饱，多饮水。
2. 避免疲劳，劳逸结合。
3. 如出现腹痛、发热、黄疸等不适，及时就诊。
4. 带引流管出院者，指导引流管护理方法。

（董全斌）

第九节　门静脉高压症

一、概述

正常门静脉压力为 13～24 cmH_2O。当门静脉内压力超过 24 cmH_2O，出现脾大、脾功能亢进、腹水、食管胃底静脉曲张并发呕血和黑便称为门静脉高压症。

1. 病因　门静脉高压症分为肝前、肝内和肝后 3 型。肝内型最多见，主要是由肝硬化引起，尤其是肝炎后肝硬化是我国门静脉高压症最常见的病因，又可分为窦前、窦后型。常见的窦前型阻塞主要是血吸虫病肝硬化引起，窦后型主要是由肝炎后肝硬化引起。

2. 病理生理

（1）脾大、脾功能亢进：首先出现充血性脾大，伴有外周血细胞减少，最常见的是白细胞和血小板减少，称为脾功能亢进。脾功能亢进的原因是由于脾脏吞噬血细胞作用增强。

（2）腹水：形成的原因有门静脉压增高致门静脉毛细血管滤过压增加；肝硬化肝功能下降，引起低蛋白血症，血浆胶体渗透压下降和淋巴液生成增加；肝内淋巴液回流障碍，淋巴液进入腹腔。

（3）交通支扩张：门静脉与腔静脉之间有 4 个交通支，食管下段-胃底静脉交通支、直肠下端-肛管交通支、前腹壁交通支、腹膜后交通支。食管下段-胃底静脉交通支是最重要的交通支，食管下段-胃底静脉交通支扩张引起曲张的静脉破裂，发生致命性上消化道大出血；前腹壁交通支扩张可出现腹壁静脉曲张；直肠下端-肛管交通支扩张可形成痔。

二、临床特点

1. 脾大，脾功能亢进。

2. 呕血和黑便　曲张的食管、胃底静脉破裂，立即发生急性上消化道大出血，是门静脉高压症最危险的并发症。

3. 腹水　是肝功能严重受损的表现。

4. 其他　腹壁静脉曲张、肝大、蜘蛛痣、黄疸、痔、肝掌、男性乳房发育等。

三、辅助检查

1. 血象　血常规呈现血细胞计数减少，其中以白细胞和血小板减少最为明显。

2. 肝功能检查　血浆白蛋白降低而球蛋白增高，白蛋白、球蛋白比例倒置；凝血酶原时间延长。

3. 食管吞钡 X 线和内镜检查　食管钡剂充盈时曲张的静脉使食管的轮廓呈虫蚀样改变；排空时曲张的静脉表现为蚯蚓样或串珠状负影。

4. 其他检查　CT、MRI 检查能较清楚显示门静脉高压的病因、程度和影响范围。B 超可显示肝脏病变，有无腹水、门静脉扩张程度等。

四、治疗要点

1. 非手术治疗　为本病的主要治疗方法。主要措施是输血、使用垂体后叶素和应用三腔管压迫止血、经纤维内镜直接注射硬化剂至曲张静脉止血、行食管曲张静脉套扎术等。

2. 手术治疗　主要是预防和控制食管胃底静脉曲张破裂引起的上消化道大出血，其次是治疗脾大、脾功能亢进和顽固性腹水。

（1）门奇断流术：在脾切除同时，阻断门静脉流向奇静脉的反常血流，达到止血目的，最有效的手术方式是贲门周围血管离断术。这种手术止血效果好，术后肝性脑病少。

（2）门体分流术：将门静脉的血全部或部分分流至腔静脉中，可以降低门静脉压力，达到间接止血的效果。分流术有两大缺点，一是阻断了门静脉血直接入肝，减少了肝脏的供血，加重了肝脏的缺血缺氧；二是来自肠道的蛋白质代谢产物不经肝脏解毒直接入腔静脉，可诱发肝性脑病。

（3）脾切除术：可减少门静脉的血流量和消除脾功能亢进。

（4）腹腔-静脉转流术：适合于肝硬化引起顽固性腹水的患者。

五、主要护理问题

1. 体液不足　与上消化道大量出血有关。

2. 体液过多　腹水与肝功能损害致低蛋白血症、血浆胶体渗透压降低及醛固酮分泌增加有关。

3. 营养失调　低于机体需要量与肝功能损害、营养素摄入不足、消化吸收障碍有关。

4. 潜在并发症　上消化道大出血、术后出血、肝性脑病、静脉血栓形成。

六、护理措施

1. 休息与活动　合理休息与适当活动，避免过于劳累。

2. 体位　尽量取平卧位，以增加肝肾血流灌注，分流术后48小时内，患者取平卧位或15°低坡卧位，2～3日后改半卧位；手术后不宜过早下床活动，一般需卧床1周，以防血管吻合口破裂出血。若有下肢水肿，可抬高患肢减轻水肿。

3. 饮食　肝功能尚好者，宜给高蛋白、高热量、高维生素、低脂饮食；肝功能严重受损者，补充支链氨基酸，限制芳香族氨基酸的摄入；分流术后应限制蛋白质摄入，每天摄入量不宜超过30g。禁烟酒，少喝咖啡和浓茶；避免进食粗糙、干硬、带骨、渣或鱼刺、油炸及辛辣食物，饮食不宜过热，口服药物宜研碎冲服。

4. 避免引起腹压升高的因素　如剧烈咳嗽、打喷嚏、恶心呕吐、用力排便等，以免引起腹内压升高诱发曲张静脉破裂出血。

5. 对症护理　严重贫血或凝血机能障碍者可输注新鲜血和肌肉注射维生素K改善凝血功能。血浆白蛋白低下者可静脉输入白蛋白等。遵医嘱给予肌苷、乙酰辅酶A等保肝药物，避免使用红霉素、巴比妥类、盐酸氯丙嗪等有损肝脏的药物。

6. 预防感染　白细胞减少和肝硬化的情况下机体抗感染能力低下，预防性使用抗生素2日；指导患者正确地咳嗽、咳痰，及时清除呼吸道分泌物，定时翻身拍背，防止肺部感染。

7. 分流术前准备　除以上护理措施外，术前2～3日口服肠道不吸收的抗生素，以减少肠道氨的产生、预防术后肝性脑病；术前1日晚做清洁灌肠，避免术后因肠胀气而致血管吻合口受压；术晨不宜放置胃管以免损伤食管和胃底黏膜而诱发上消化道出血；脾-肾分流术前要明确肾功能是否正常。

8. 并发症的护理

（1）肝性脑病：分流术后易诱发肝脑病。若发现患者有神志淡漠、嗜睡、谵妄，应立即通知医师；遵医嘱测定血氨浓度，对症使用谷氨酸钾、钠，降低血氨水平；限制蛋白质的摄入，减少血氨的产生；忌用肥皂水灌肠，减少血氨的吸收。

（2）静脉血栓形成：脾切除后血小板迅速增高，有诱发静脉血栓形成的危险。术后2周内每日或隔日复查1次血小板，若超过$600\times10^9/L$，立即通知医师，协助抗凝治疗。应注意用抗凝药物前后的凝血时间变化。脾切除术后不用维生素K和其他止血药物，以防血栓形成。

七、健康教育要点

1. 避免劳累和较重的体力活动。

2. 禁烟酒，少喝咖啡、浓茶，避免粗糙、干硬、过热、辛辣食物，以免损伤食管和胃黏膜，诱发出血。

3. 保持安静、乐观、稳定的情绪，避免情绪紧张、抑郁。

4. 注意自我保护，用软牙刷刷牙，避免牙龈出血；防外伤。防止腹内压增高。

5. 按医嘱服用保肝药物，定期复查肝功能。

（董全斌）

第十节　肝脏疾病

一、肝脓肿

（一）概述

肝脓肿属于继发性感染。根据病原菌不同分为细菌性肝脓肿和阿米巴性肝脓肿。以细菌性肝脓肿多见，常见致病菌主要是大肠埃希菌和金黄色葡萄球菌，胆道感染是最主要的入侵途径和最常见的病因。阿米巴性肝脓肿继发于阿米巴痢疾。

（二）临床特点

细菌性肝脓肿起病急重，有寒战、高热，全身中毒症状明显。阿米巴性肝脓肿起病较慢，病程长，可有不规则发热、盗汗或高热。肝区疼痛呈持续性胀痛或钝痛，可伴右肩放射痛。

（三）辅助检查

1. 实验室检查　细菌性肝脓肿白细胞和中性粒细胞计数明显升高，血液细菌培养可为阳性；阿米巴性肝脓肿血清学阿米巴抗体检测阳性。

2. B超　能明确脓肿的部位和大小。

3. 诊断性肝穿刺　抽出脓液可确诊。

（四）治疗要点

1. 非手术治疗　抗感染、PTCD、中草药、支持治疗等。

2. 手术治疗　肝脓肿切开引流术、肝部分切除术。

（五）主要护理问题

1. 体温过高　与毒素吸收有关。

2. 疼痛　与炎症介质刺激有关。

3. 潜在并发症　腹膜炎、腹腔脓肿、休克等。

（六）护理措施

1. 体位　半卧位

2. 饮食　高热量、高蛋白、高维生素饮食。

3. 药物配合　抗生素或抗阿米巴药物。

4. 引流的护理　常规护理，如引流量少于10ml/d可考虑拔管。

5. 病情观察　关注并发症。

6. 对症护理　如退热、止痛等。

（七）健康教育要点

1. 加强营养，劳逸结合。

2. 如有不适及时就诊。

二、原发性肝癌

（一）概述

本病好发于40～50岁的中年人，男女比例约2∶1。最常见的病因主要是乙型肝炎和肝硬化。大体可分为结节型、巨块型和弥漫型3型，以结节型最多见。按组织学分型分为肝细胞癌、胆管细胞癌和混合型癌，我国绝大多数为肝细胞癌。转移途径有血行转移、淋巴转移及种植转移，其中主要通过血运转移，最常见通过门静脉形成癌栓在肝内扩散；肝外血行转移多见于肺。

（二）临床特点

1. 肝区疼痛　最常见的症状。表现为右季肋部持续性钝痛、刺痛或胀痛。当癌肿坏死、溃破时可有腹膜炎征及腹腔内出血等表现。

2. 全身和消化道症状　主要表现为乏力、食欲下降、体重减轻、低热、腹胀等。晚期则出现贫血、黄疸、腹水、下肢水肿、皮下出血及恶病质等。发生肺、脑、骨转移可出现相应的症状。

3. 肝大　为中晚期患者常见的体征。

4. 并发症　并发肝性脑病、上消化道出血、癌肿破裂出血等。

（三）辅助检查

1. 血清甲胎蛋白（AFP）检测　特异性高，可用于普查。

2. B超检查　是首选定位检查方法。

3. CT检查和磁共振成像（MRI）　分辨率高。

4. 肝穿刺针吸细胞学检查　有确诊意义。

（四）治疗要点

根据不同病情进行以手术为主的综合治疗。

1. 手术治疗　肝癌根治术是目前治疗肝癌首选的方法。

2. 介入治疗　是除手术切除外的有效的治疗方法。

3. 化学药物治疗　是肝癌非手术治疗的主要方法。

4. 其他治疗　如放射治疗、免疫治疗、中医中药治疗等。

（五）主要护理问题

1. 疼痛　与肝癌增长致肝包膜被牵拉、肝癌转移至其他组织有关。

2. 营养失调　低于机体需要量：与疼痛、化疗引起的胃肠道反应、机体的慢性消耗有关。

3. 恐惧　与疾病预后差，面临死亡有关。

4. 潜在并发症　肝性脑病、上消化道出血、肝癌破裂出血、术后出血及肝功能衰竭等。

（六）护理措施

1. 一般护理

（1）休息与活动：术前为患者提供安静舒适的休息环境，保证充足睡眠。

（2）体位：术后2天若血压平稳，采取半卧位，但不宜过早下床活动，避免剧烈咳嗽，以免肝手术创面出血。

（3）饮食：术前给予患者高热量、高蛋白、高维生素、低脂肪饮食；如疑有肝性脑病倾向者，减少或禁食蛋白质；腹水严重者，限制水钠摄入。

（4）吸氧：接受半肝以上切除者，术后应间断吸氧3～4天。

2. 病情观察　术前患者如出现呕血、腹痛、腹膜刺激征、休克要考虑癌肿破裂出血。

3. 治疗配合

（1）保肝治疗：术前术后遵医嘱使用白蛋白、能量合剂、支链氨基酸和保肝药物。

（2）肠道准备：术前3天进行肠道准备，使用弱酸性溶液进行清洁灌肠，忌用肥皂水灌肠，预防术后肝性脑病。

（3）术前3天遵医嘱补充维生素K，改善凝血功能，减少术中、术后出血。

（4）引流管护理：肝叶或肝脏局部切除术后需放置双腔引流管，应妥善固定；保持其通畅；严格执行无菌操作，每天更换引流瓶；观察记录引流物的量和性状，若引流物呈鲜血且连续3小时超过200ml，疑有内出血，立即通报医师；若引流物逐日减少且无胆汁和出血，在术后3～5天内拔管。

（5）肝动脉插管化疗（TACE）的护理

1）术前护理：皮肤准备、做好碘、普鲁卡因过敏试验、术前4小时禁食，按医嘱注射术前针，带化疗药、碘油、X线片或CT片等。

2）预防出血：取平卧位，穿刺部位弹性绷带加压包扎，必要时用1kg沙包压迫。交代患者穿刺侧下肢制动24小时，伸直6～8小时，禁止活动及弯曲，24小时后才可下床活动。

3）导管护理：妥善固定并维护导管；严格遵守无菌原则，每次注药前消毒导管，注药后用无菌纱布包扎；注药后用肝素稀释液（25U/ml）2～3ml冲洗导管。

4）栓塞后综合征的护理：TACE治疗后患者可出现发热、肝区疼痛、恶心呕吐、心悸等不适以及白细胞计数减少等，称为栓塞后综合征。如白细胞计数$<3\times10^9/L$时应暂停化疗。

5）拔管：拔管后穿刺点应压迫15分，卧床24小时，防止局部形成血肿。

（七）健康教育要点

1. 饮食清淡，戒烟戒酒，忌高脂和刺激性食物。

2. 生活规律，劳逸结合，保持乐观情绪。

3. 减少对肝脏的损害；按医嘱用药，忌用对肝脏有损害药物。

（董全斌）

第十一节　胰腺疾病

一、急性胰腺炎

（一）概述

急性胰腺炎（AP）是指多种原因引起的胰酶激活，继以胰腺局部炎症反应为主要特征，伴或不伴有其他器官功能改变的疾病。胆道疾病是最常见的病因，其次是暴饮暴食。根据急性胰腺炎所致的病理生理变化程度，急性胰腺炎可分为急性水肿性胰腺炎（轻型）和出血坏死性胰腺炎（重型）。

（二）临床特点

1. 腹痛 是本病的主要症状。常于酒后或饱餐后突然发病。多数位于左上腹，向左肩及左腰背部放射。腹痛呈持续性可有阵发性加重。病变累及全胰时，疼痛范围为上腹部呈束带状并向背部放射。

2. 腹胀、发热、恶心、呕吐 特点是呕吐后腹痛不缓解。

3. 腹膜炎体征 急性水肿性胰腺炎时压痛多只局限于上腹部，可无明显肌紧张。急性出血坏死性胰腺炎时腹部压痛明显，并有肌紧张和反跳痛，范围可及全腹。

4. 其他 大部分患者还可有低血压和休克、消化道出血、精神症状、手足抽搐、黄疸、多脏器功能衰竭等表现。

5. 体征 轻症者中上腹仅为轻压痛。出血坏死性胰腺炎者腹膜刺激征明显，叩诊可有移动性浊音；腰肋部皮肤可出现蓝棕色斑（Grey－Turner 征）或脐周皮下淤斑（Cullen 征）。

（三）辅助检查

1. 胰酶测定 血、尿淀粉酶升高是诊断急性胰腺炎的重要依据。但淀粉酶的高低与病变的严重程度不一定成正比。

2. 血清钙降低 能反映病情的严重性和预后。

3. 血糖升高。

4. B超是首选的检查方法。

（四）治疗要点

1. 非手术治疗 尽量减少胰腺分泌。急性水肿性胰腺炎一般采用非手术治疗。包括禁食、胃肠减压、纠正体液失衡、抑制胰腺分泌及抗胰酶疗法（最主要的治疗方法）、镇痛解痉、抗生素、营养支持、防治并发症等。

2. 手术治疗 对非手术治疗无效者考虑外科手术，常采用坏死组织清除加引流术。

（五）主要护理问题

1. 疼痛 与胰腺及其周围组织炎症有关。

2. 有体液不足的危险 与炎性渗出、出血、呕吐、禁食等有关。

3. 潜在并发症 休克、MODS、感染、出血、胰瘘或肠瘘。

（六）护理措施

1. 体位 术前或非手术治疗期间需卧床休息，选择舒适的体位；术后一般取半卧位。

2. 饮食和营养 发病期间需禁食、胃肠减压，以减少对胰液分泌的刺激，术后一般需禁食 2～3 周，禁食期间采用全胃肠外营养，在血淀粉酶恢复正常，症状和体征消失后可逐渐恢复饮食，但仍应采用低脂饮食。

3. 解痉止痛的护理 在诊断明确后可应用哌替啶止痛，同时给予解痉药（山莨菪碱、阿托品等）。禁用吗啡，以免引起 Oddi 括约肌痉挛。

4. 抑制胰腺分泌和抗胰酶疗法 遵医嘱使用抑制胰酶分泌或抑制胰酶活性的药物。如抑肽酶、奥曲肽（善宁）、施他宁、西咪替丁、生长抑素等。

5. 术后并发症的护理

（1）出血：如引流液呈血性，并有血压下降、脉搏细数等休克表现，应立即通知医生。

（2）胰瘘、胆瘘或肠瘘：若从腹壁渗出或引流出无色透明或胆汁样液体应疑为胰瘘或胆瘘；若腹部出现明显的腹膜刺激征且引流出粪汁样或输入的肠内营养样液体时，则应考虑肠瘘。

（七）健康教育要点

1. 积极治疗胆道结石，指导并发糖尿病的患者进行饮食控制，并遵医嘱用药。

2. 饮食少量多餐，进食低脂、易消化、富含维生素的饮食，戒酒戒烟。

3. 出现腹痛、腹胀、呕吐、发热等不适应及时就诊。

二、胰腺癌

（一）概述

胰腺癌是一种较常见的恶性肿瘤，男性较女性多见，40 岁以上好发。病因不明确，但**吸烟被认为是胰腺癌发生的主要危险因素**。胰腺癌包括胰头癌、胰体尾部癌和全胰癌，**以胰头部癌为最多见**。**胰腺癌 90%为导管细胞腺癌**。胰腺癌容易扩散，**最多见的转移方式为淋巴转移和直接浸润**。

（二）临床特点

1. 腹痛　**最常见的首发症状**。表现为上腹不适，或隐痛、胀痛、钝痛乃至剧痛，呈持续性。中晚期肿瘤侵及腹腔神经丛，疼痛多向腰背部放射，致难以平卧。

2. 黄疸　**是胰头癌最主要的临床表现**，常呈进行性加重。黄疸意味病情已属中、晚期。

3. 消瘦和乏力、消化道症状。

4. 体征　黄疸时可见巩膜和皮肤黄染，肝大，**多数患者可触及肿大的胆囊**。晚期偶可扪及上腹部肿块，质硬、不活动，左锁骨上淋巴结转移、腹水征阳性等。

（三）辅助检查

1. B 超　怀疑胰腺癌患者筛查的**首选检查**，可显示肝内、外胆管扩张，胆囊增大，胰管扩张、占位病变的部位和大小及有无转移。

2. CT　是**胰腺癌影像诊断的最优选择**，能清楚显示肿瘤部位及与之毗邻器官的关系。

（四）治疗要点

手术切除是治疗胰腺癌的首选方法。术后辅以放疗、化疗、免疫疗法等综合治疗。

（五）主要护理问题

1. 焦虑　与对癌症的诊断、治疗过程及预后的忧虑有关。

2. 疼痛　与胰胆管梗阻、癌肿侵犯腹膜后神经丛及手术创伤有关。

3. 营养失调　低于机体需要量，与食欲下降、呕吐及癌肿消耗有关。

4. 潜在并发症　术后出血、感染、胰瘘、胆瘘、血糖异常等。

（六）护理措施

1. 术前护理

（1）饮食护理：**术前 3 天进半流质饮食，术前第 2 天进流质饮食，术前第 1 天禁食并补液，术前晚和术日晨清洁灌肠，术前 3 天口服肠道抗菌药物**。

（2）对症护理：疼痛剧烈的患者及时给予有效的镇痛处理；**有黄疸者，静脉补充维生素 K**；皮肤瘙痒者，可涂擦止痒药水；合并高血糖者，控制血糖在 7.2～8.9mmol/L。

2. 术后护理

（1）饮食护理：**术后禁饮食，持续胃肠减压，一般 5～7 天，术后 10 天后给予全流饮食**，逐渐过渡到正常饮食。

（2）体位：全麻未清醒取去枕平卧位，头偏向一侧；病情稳定后取半卧位。指导患者适当床上运动。

（3）胆瘘的护理：多发生在术后5～10天。表现为发热、右上腹痛、腹膜刺激征。T管引流量突然减少的同时可见沿腹腔引流管或腹壁切口溢出胆汁样液体。护理应保持引流通畅，加强换药、保护好引流管口周围皮肤，加强支持治疗，做好术前准备。

（4）胰瘘的护理：发生于术后1周左右，表现为患者突发剧痛、持续腹胀、发热、腹腔引流管或切口流出清亮液体，引流液测出淀粉酶。应予持续负压引流，保护好引流管口周围皮肤，加强支持治疗，多数胰瘘可自愈。

（七）健康教育要点

1. 生活规律，劳逸结合，保持心情愉快。
2. 少食多餐，宜高蛋白、高糖、低脂饮食，补充脂溶性维生素，禁吸烟和饮酒。
3. 坚持化疗，定期复查，不适及时就诊。

（董全斌）

第十二节 外科急腹症

一、概述

急腹症是一类以急性腹痛为主要表现、需早期诊断和紧急处理的腹部疾病。其特点为发病急、病情重、进展快、变化多。

1. 病因 多见于感染性疾病、出血性疾病、空腔脏器梗阻、缺血性疾病。

2. 病理生理

（1）内脏痛：疼痛弥散，定位不精确，痛觉迟钝，对刺、割、灼等刺激不敏感，但对压力和张力性刺激，如过度牵拉、突然膨胀、剧烈收缩和内脏缺血所致的疼痛则极为敏感。常伴消化道症状。

（2）牵涉痛：又称放射痛，指在急腹症发生内脏痛的同时，体表的某一部位也出现疼痛感觉。如急性胆囊炎疼痛常放射到右肩背部，急性胰腺炎疼痛可放射到左肩或腰背部。

（3）躯体痛：感觉敏锐，定位准确。常伴有腹肌紧张。

二、临床特点

1. 症状

（1）腹痛部位：一般情况下腹痛开始部位或疼痛最显著部位往往与原发病变部位一致。胃、十二指肠、胆道、胰腺疾病的腹痛大多位于中上腹或剑突下；小肠病变所致腹痛多位于脐周；急性阑尾炎腹痛常始于脐周，后固定于右下腹；心肌梗死引起的疼痛多位于剑突下或上腹部；盆腔内病变引起的腹痛多位于中下腹。

（2）腹痛的缓急和发生时间：急性胃肠炎的腹痛常出现于不洁饮食后2小时左右；消化道穿孔或肝脾破裂出血引起的腹痛为突发性；急性胆囊炎引起的腹痛常发生于进食油腻饮食后或夜间睡眠期间；急性胰腺炎腹痛常见于暴饮暴食后；肠扭转所致腹痛常发生于饱食并（或）剧烈活动后；卵巢滤泡和黄体破裂导致的腹痛分别发生在月经周期的中期和后期。

（3）腹痛的性质：①阵发性绞痛：往往提示空腔脏器发生梗阻或痉挛；当阵发性疼痛转变为持续性疼痛伴阵发性加剧，甚或呈持续性疼痛时，往往提示病程进展，如嵌顿性疝发展为绞窄性疝；②持续性钝痛或胀痛：多见于腹腔内脏缺血或炎性病变。

2. 体征

（1）腹部形态：腹式呼吸是否存在，腹壁有无手术瘢痕、腹部呈隆起或舟状，是否对称，有无肠型或异常蠕动波。如急性胃穿孔患者常呈舟状腹、腹式呼吸消失，肠扭转患者的腹部可不对称，肠梗阻患者的腹壁可见肠型或异常蠕动波。

（2）腹膜刺激的程度：有无腹膜刺激征，如肌紧张和反跳痛。外科和妇产科急腹症患者多伴有腹膜刺激征；内科急腹症患者则多无腹膜刺激征。

（3）直肠指检：是判断急腹症病因及其病情变化的简易而有效的方法。如急性阑尾炎时直肠右侧触痛；有直肠膀胱陷凹（或直肠子宫陷凹）脓肿时直肠前壁饱满、触痛、有波动感；指套染有血性黏液应考虑肠管绞窄等。

三、辅助检查

1. 实验室检查　腹腔内出血患者常表现出血红蛋白和红细胞压积降低；腹腔内感染患者的白细胞及中性粒细胞计数多升高；泌尿系结石患者的尿液中有红细胞；梗阻性黄疸患者的尿胆红素检测为阳性；急性胰腺炎患者可见血、尿淀粉酶值升高。

2. 影像学检查

（1）X线检查：消化道穿孔时可见膈下游离气体；机械性肠梗阻时立位腹部平片可见肠管内存在多个气液平面；钡剂灌肠或充气造影，肠扭转时可见典型的鸟嘴征，肠套叠时则见杯口征。

（2）B超检查：肝、胆、胰、脾、肾、输尿管、阑尾、盆腔内病变的首选检查方法。

3. 诊断性穿刺

（1）腹腔穿刺：用于不易明确诊断的急腹症。若抽出不凝固血性液体，多提示腹腔内脏出血；若是混浊液体或脓液，多为消化道穿孔或腹腔内感染；若系胆汁性液体，常是胆囊穿孔；若穿刺液的淀粉酶测定结果阳性即为急性胰腺炎。

（2）后穹隆穿刺：抽出不凝血液提示异位妊娠破裂。抽出脓性提示盆腔炎。

4. 其他检查　CT、MRI、内镜等。

四、治疗要点

1. 非手术治疗　包括观察生命体征和腹部体征、禁食、胃肠减压，补液、记录出入量、解痉和抗感染治疗、抗休克治疗等。

2. 手术治疗　适用于：①诊断明确、需立即处理的一些急腹症患者；②对诊断不明，但腹痛和腹膜炎体征加剧，全身中毒症状加重者；应在经非手术治疗的同时，积极完善术前准备，尽早进行手术治疗。

五、主要护理问题

1. 疼痛　与腹腔内器官炎症、扭转、破裂、出血、损伤或手术有关。

2. 有体液不足的危险　与腹腔内脏破裂出血、腹膜炎症导致的腹腔内液体渗出、呕吐或禁食、胃肠减压等所致的液体丢失有关。

3. 恐惧/焦虑 与未曾经历过此类腹痛有关。

4. 潜在并发症 腹腔内残余脓肿、出血和瘘。

六、护理措施

1. 体位 非休克患者取半卧位，有助减轻腹壁张力，减轻疼痛。

2. 禁食和胃肠减压。

3. 疼痛的护理 安慰患者，给予舒适体位；诊断明确的患者可遵医嘱使用止痛药；诊断不明的急腹症患者禁用吗啡类止痛药、禁食禁饮、禁服泻药、禁止灌肠、禁止解痉、禁止热敷。

4. 病情观察 观察鉴别 3 种急腹症。

（1）外科急腹症：特点为先有腹痛后有发热。

（2）妇产科急腹症：以下腹部及盆腔内疼痛为主，向会阴部放射，疼痛与月经有一定关系。

（3）内科急腹症：特点为先有发热后有腹痛，腹痛多无固定部位。

5. 其他 对症护理、抗感染、输血或输液、引流管的护理、心理护理等。

七、健康教育要点

1. 形成良好的饮食和卫生习惯。

2. 保持清洁和易消化的均衡膳食。

3. 积极控制诱发急腹症的各类诱因，如有溃疡病者，应按医嘱定时服药；胆道疾病和慢性胰腺炎者需适当控制油腻饮食；反复发生粘连性肠梗阻者当避免暴饮暴食及饱食后剧烈运动；月经不正常者应及时就医。

4. 急腹症行手术治疗者，术后应早期开始活动，以预防粘连性肠梗阻。

（董全斌）

第十四章　直肠肛管疾病患者的护理

第一节　肛裂

一、概述

肛裂是肛管皮肤全层裂开并继发感染形成的慢性溃疡。常发生在肛管后正中线，多发生于中年人，女性多于男性。

二、临床特点

1. 疼痛　肛裂最主要症状是排便时及排便后肛门部疼痛。

2. 便秘　由于排便时肛门剧痛，患者往往不愿解大便，使得粪便干硬，排便时更痛，两者形成恶性循环。

3. 出血　排便时在粪便表面或手纸上有少量鲜血。

4. 肛门检查　用手分开肛门皮肤，可见肛管后方正中线部位有梭形裂口。常在溃疡远端可见结缔组织增生形成皮垂，称前哨痔。

三、治疗要点

初发病者：口服缓泻药物，局部涂抗感染止痛软膏。陈旧性肛裂：常需要手术切除。

四、主要护理问题

1. 疼痛　与排便时肛门扩张和肛门括约肌痉挛有关。

2. 便秘　与患者惧怕排便引起肛门疼痛有关。

五、护理措施

对初发病者，可通过调节饮食，口服缓泻药物，养成每日定时排便，以保持排便通畅。便后以 1∶5000 高锰酸钾溶液坐浴，局部涂抗感染止痛软膏，或在溃疡基底封闭注射等，以促进溃疡愈合。对陈旧性肛裂常需要手术切除，术后坚持肛门坐浴和换药。

六、健康教育要点

养成每日定时排便习惯，以保持排便通畅。肛裂疾病应及时治疗，并耐心坚持治疗至治愈为止。养成良好的饮食习惯。

第二节　痔

一、概述

痔是直肠下段黏膜和肛管皮肤下的静脉丛淤血、扩张和屈曲所形成的静脉团。常因长期饮酒、好食辛辣等刺激性食物、食物中的纤维素含量过低等因素引起。痔可分为外痔、内痔和混合痔3类。

1. 内痔　位于齿状线以上，表面覆盖直肠黏膜。好发于直肠下端的左侧、右前或右后方（截石位3、7、11点）。

2. 外痔　位于齿状线下方，表面覆盖肛管皮肤。

3. 混合痔　因直肠上、下静脉丛互相吻合，由齿状线上、下静脉丛同时曲张而形成。

二、临床特点

1. 内痔　主要表现为排便时无痛性出血和痔块脱出，分为4期：

Ⅰ期：以排便时无痛性出血，痔块不脱出肛门外。

Ⅱ期：便血加重，严重时呈喷射状，排便时痔块脱出，但便后能自行回纳。

Ⅲ期：便血量常减少，痔块脱出不能自行回纳需用手托回。

Ⅳ期：痔块长期脱出肛门外或回纳后又脱出。当脱出的痔块被痉挛的括约肌嵌顿时，疼痛明显。直肠指诊常不能触及，肛门镜检查可见暗红色、柔软的半球形肿物。

2. 外痔　主要表现为肛门不适、潮湿、有时伴局部瘙痒。

3. 混合痔　临床上兼有内、外痔的临床表现。

三、治疗要点

1. 一般治疗　适用于痔初期，只需调节饮食，保持大便畅通，便后热水坐浴，加强体育锻炼，不须特殊治疗。

2. Ⅰ、Ⅱ期内痔可选用注射疗法、胶圈套扎法。

3. Ⅱ、Ⅲ期内痔及混合痔，行痔核切除术。

四、主要护理问题

1. 疼痛　与血栓形成、痔块嵌顿等有关。

2. 便秘　与不良饮食、排便习惯有关。

五、护理措施

1. 有效缓解疼痛

（1）局部热敷或温水坐浴：用1∶5000高锰酸钾溶液坐浴。

（2）遵医嘱用药：血栓性外痔者局部应用抗菌药软膏。

（3）及时回纳痔。

2. 保持大便畅通

（1）术前

1）调节饮食：嘱患者多喝水，多吃新鲜水果蔬菜和粗粮，少饮酒。

2）定时排便：保持心情愉快及规律的生活起居，养成定时排便习惯。

3）运动：适当增加运动量。以促进肠蠕动；避免久站、久坐、久蹲。

（2）术后：术后1～2天应无渣或少渣流质、半流质饮食为主。应保持大便通畅，防止用力排便，崩裂伤口。若有便秘，可口服液状石蜡或其他缓泻剂，但忌灌肠。

3. 并发症的预防和护理　术后密切观察尿潴留、切口出血、术后切口感染，每次大便后用1∶5000高锰酸钾温水溶液坐浴。对术后瘢痕挛缩所致的肛门狭窄，应及早行扩肛治疗。

六、健康教育要点

保持粪便畅通，养成每天定时排便的习惯。长久站立或坐位工作的人要坚持做保健体操，进行肛门括约肌锻炼。常行肛门坐浴保持局部清洁。

第三节　直肠肛管周围脓肿

一、概述

包括肛门周围脓肿、坐骨肛管间隙脓肿、骨盆间隙脓肿等，其中以肛门周围脓肿最常见。常见病因是肛窦炎、肛腺感染。

二、临床特点

1. 肛门周围脓肿　主要表现持续性跳痛，局部红肿、触痛，脓肿形成后有波动感。全身感染症状不明显。但坐骨肛管间隙脓肿、骨盆直肠间隙脓肿则全身感染症状较重，局部体征不明显。

2. 直肠指诊对直肠肛管周围脓肿有重要意义。血常规可见白细胞计数和中性粒细胞比例增高。局部穿刺抽到脓液则可确诊。

三、治疗要点

脓肿未形成时以非手术治疗为主，包括控制感染、早期使用抗菌药物；局部理疗或热水坐浴；局部理疗，促使炎症消退。如已形成脓肿，应及时切开排脓。

四、主要护理问题

1. 疼痛　与肛周脓肿及手术有关。

2. 便秘　与疼痛惧怕排便有关。

五、护理措施

1. 有效缓解疼痛

（1）体位：采取舒适体位，避免局部受压加重疼痛。

（2）温水坐浴：指导患者用1∶5000高锰酸钾溶液3000ml坐浴，温度为43～46℃，每日2～3次，每次20～30分钟。

2. 保持大便畅通

(1) 饮食：嘱患者多饮水，摄入有促进排便的食物，如香蕉、新鲜蔬菜等，鼓励患者排便。对于惧怕疼痛者，应提供相关知识。

(2) 予以缓泻剂：根据医嘱，给予麻仁丸或液状石蜡等口服。

3. 控制感染

(1) 应用抗菌药。

(2) 脓肿切开引流护理：应密切观察引流液的颜色、量、性状并记录。定时清洗脓腔，保持引流畅通。当脓液变稀、引流量小于50ml/d时，可考虑拔管。

(3) 对症处理：高热患者给予物理降温。

六、健康教育要点

局部清洁，常做肛门坐浴。直肠肛管疾病应及时治疗，并耐心坚持治疗至治愈为止。嘱患者养成良好的饮食习惯。

第四节　肛　瘘

一、概述

肛瘘由内口、瘘管、外口3部分组成。根据瘘口与瘘管的数目分为：单纯性肛瘘和复杂性肛瘘。根据瘘管所在的位置分为：低位肛瘘和高位肛瘘。

二、临床特点

肛门周围可见瘘口，呈红色乳头状颗粒，压之可排出少量脓液或脓性分泌物，有压痛。肛门周围皮肤瘙痒。肛瘘常与直肠肛管周围脓肿症状交替、反复发作，脓肿破溃后脓液排出，则症状缓解。直肠指诊时可触及压痛的硬结样内口及条索状瘘管。

三、治疗要点

原则是切开瘘管，敞开创面，促进愈合。手术方法包括：瘘管切开术或瘘管切除术，适用于低位肛瘘。挂线疗法，适用于高位单纯性肛瘘的治疗或高位复杂性肛瘘的辅助治疗。

四、主要护理问题

便秘与惧怕排便时肛门疼痛有关。

五、护理措施

1. 保持大便畅通　饮食清淡，忌辛辣食物，多进食新鲜果蔬；多饮水；养成良好排便习惯。

2. 加强肛周皮肤护理　保持肛周皮肤清洁、干燥。温水坐浴：每日早晚及便后用1∶5000高锰酸钾溶液坐浴。挂线治疗后护理：嘱患者每5～7天至门诊收紧药线，直到药线脱落。脱线后局部可涂生肌散或抗生素软膏，以促进伤口愈合。

3. 术后并发症的预防和护理　定期行直肠指诊，以及时观察伤口愈合情况。为防止肛门狭窄，术后5～10天内可用示指扩肛，每日1次，肛门括约肌松弛者，术后3天起指导患者进行提肛运动。

六、健康教育要点

养成良好的饮食习惯。嘱患者保持局部清洁，常做肛门坐浴。直肠肛管疾病应及时治疗，并耐心坚持治疗至治愈为止。

（李　晖）

第十五章　周围血管疾病患者的护理

第一节　原发性下肢静脉曲张

一、概述

原发性下肢静脉曲张又称单纯性下肢静脉曲张，是指因血液回流障碍而引起的下肢浅静脉迂曲和扩张，是最常见的周围血管疾病之一。好发于左下肢，主要发生在大隐静脉，其次是大、小隐静脉同时发生，常并发小腿慢性溃疡。形成的原因主要是下肢静脉瓣膜功能不全、静脉壁薄弱和静脉内压力升高。前两者与遗传因素有关，后者与下肢血液重力有关，如长期站立、习惯性便秘等都可使下肢静脉内压力升高，瓣膜过度承压后逐渐松弛而被破坏。

二、临床特点

1. 早期　仅在久站或行走后患肢小腿感觉沉重、酸胀、易疲劳、小腿肌痉挛发作等症状。

2. 后期　患肢出现隆起、迂曲、扩张的静脉，重者呈团块状，久病者可于足靴区出现淤滞性皮炎、色素沉着和皮肤变硬等。

3. 并发症　①血栓性浅静脉炎：患肢有红肿热痛，局部有压痛；②小腿慢性溃疡：多发生在患肢踝上足靴区，患者皮肤常有瘙痒和湿疹，破溃后引起经久不愈的静脉性溃疡；③曲张静脉破裂出血：多在足靴区及踝部，表现为轻微外伤或站立时因不能耐受静脉高压而有出血，速度快且不易止住。

三、辅助检查

1. 特殊检查

（1）大隐静脉瓣膜功能试验：患者平卧，抬高下肢排空静脉，在大腿根部扎止血带阻断大隐静脉，然后让患者站立，10 秒内放开止血带，若出现自上而下的静脉逆向充盈，提示瓣膜功能不全。若未放开止血带前，止血带下方的静脉在 30 秒内已充盈，则表明交通静脉瓣膜关闭不全。根据同样原理在腘窝部扎止血带，可检测小隐静脉瓣膜的功能。

（2）深静脉通畅试验：用止血带阻断大腿浅静脉主干，嘱患者连续用力踢腿或做下蹲活动 10 余次，随着小腿肌泵收缩迫使浅静脉血向深静脉回流而排空。若在活动后浅静脉曲张更为明显、张力增高，甚至出现胀痛，提示深静脉不通畅。

（3）交通静脉瓣膜功能试验：患者仰卧，抬高下肢，在大腿根部扎上止血带，然后从足趾向上至腘窝缠缚第 1 根弹力绷带，再自止血带处向下，缠绕第 2 根弹力绷带；让患者站立，一边向下解开第 1 根弹力绷带，一边向下缠缚第 2 根弹力绷带，如果在第 2 根绷带之间的间隙内出现曲张静脉，即意味该处有功能不全的交通静脉。

2. 影像学检查

（1）下肢静脉造影：可观察下肢静脉是否通畅，瓣膜功能情况以及病变程度。这是目前确诊下肢静脉疾病的最可靠的方法。

（2）血管超声检查：可以观察瓣膜关闭活动及有无逆向血流。

四、治疗要点

1. 非手术治疗　只能改善症状，主要方法包括：

（1）促进静脉回流：避免久站、久坐，间歇性抬高患肢。患肢穿弹力袜或用弹力绷带。

（2）注射硬化剂和压迫疗法：适用于病变范围小且局限者，常用的硬化剂有鱼肝油酸钠、酚甘油液等。将硬化剂注入曲张的静脉后局部加压包扎，利用硬化剂造成的静脉炎症反应使其闭塞。

（3）处理并发症　①血栓性浅静脉炎：给予抗菌药物及局部热敷治疗；②湿疹和溃疡：抬高患肢并给予创面湿敷；③曲张静脉破裂出血：局部加压包扎止血，必要时予以缝扎止血。

2. 手术治疗　适用于深静脉通畅、无手术禁忌证者，是治疗下肢静脉曲张的根本方法。

五、主要护理问题

1. 活动无耐力　与下肢静脉回流障碍有关。

2. 皮肤完整性受损　与皮肤营养障碍、慢性溃疡有关。

3. 潜在并发症　深静脉血栓形成、小腿曲张静脉破裂出血。

六、护理措施

1. 促进下肢静脉回流，改善活动能力。

（1）穿弹力袜或扎弹力绷带：穿弹力袜时应抬高患肢，排空曲张静脉内的血液后再穿。弹力绷带应自下而上包扎，松紧度以能扪及足背动脉搏动和保持足部正常皮肤温度为宜。手术后弹力绷带一般需维持 2 周方可拆除。

（2）保持合适体位：坐时双膝勿交叉过久，以免压迫腘窝，影响静脉回流；休息或卧床时抬高患肢 30°～40°，以利静脉回流。

（3）避免引起腹内压和静脉压增高的因素：保持大便通畅、避免长时间站立，肥胖者应有计划地减轻体重。

2. 预防或处理创面感染

（1）观察患肢情况：观察患肢远端皮肤的温度、颜色、是否有肿胀、渗出，局部有无红、肿、压痛等感染征象。

（2）加强下肢皮肤护理：预防下肢创面继发感染，做好皮肤湿疹和溃疡的治疗和换药，促进创面愈合。

3. 并发症的预防和护理

（1）术后早期活动：患者卧床期间指导其做足部伸屈和旋转运动；应抬高患肢 30°；术后 24 小时鼓励患者下地行走，促进下肢静脉回流，避免深静脉血栓形成。

（2）当下肢深静脉血栓形成时应注意：①非手术治疗者，从发病之日起应严格卧床 2 周；②严禁按摩患肢；③禁止施行对患肢有压迫的检查；④出现栓塞的24 小时内，患者应限制自身活动、保持呼吸节律正常、通知医生等待医治。

(3) 保护患肢：活动时避免外伤引起曲张静脉破裂出血，如发现有局部出血、感染和血栓性静脉炎等并发症时，应及时报告医生妥善处理。

七、健康教育要点

1. 指导患者进行适当的体育锻炼，增强血管壁弹性。

2. 非手术治疗患者应坚持长期使用弹力袜或弹力绷带，术后宜继续使用1～3个月。

3. 平时应保持良好的坐姿，避免久站；坐时避免双膝交叉过久，休息时抬高患肢。

4. 去除影响下肢静脉回流的因素：避免用过紧的腰带和紧身衣物。

5. 保持大便通畅，避免肥胖。

第二节　血栓闭塞性脉管炎

一、概述

血栓闭塞性脉管炎是一种累及血管的炎症性、节段性和周期性发作的慢性闭塞性疾病。主要侵袭四肢的小动脉，小静脉也常受累。好发于男性青壮年。发病的确切原因不明。内因主要与性激素、自身免疫功能异常和血液高凝状态等有关；外因主要与吸烟、慢性损伤、寒冷和潮湿的生活环境等有关，其中吸烟是最重要的因素。

二、临床特点

1. 局部缺血期　此期以血管痉挛为主，表现为患肢供血不足，出现肢端发凉、怕冷、小腿部酸痛，足趾有麻木感。典型表现为间歇性跛行。少部分患者可伴有游走性浅静脉炎。此期患肢足背、胫后动脉搏动明显减弱。

2. 营养障碍期　此期除血管痉挛继续加重外，还有明显的血管壁增厚及血栓形成。典型表现为静息痛（休息痛）。此时，足与小腿皮肤苍白、干冷，肌肉萎缩，趾甲增厚，足背及胫后动脉搏动消失。

3. 组织坏死期　患肢动脉完全闭塞，发生干性坏疽，坏死组织可自行脱落，在残端留下经久不愈的溃疡创面，当继发细菌感染时，可转为湿性坏疽，常伴有全身感染中毒症状。

三、辅助检查

1. 特殊检查

(1) 测定跛行距离和跛行时间。

(2) 测定皮肤温度：若双侧肢体对应部位皮肤温度相差2℃以上，提示皮温降低侧肢体动脉血流减少。

(3) 检查患肢远端动脉搏动情况：若搏动减弱或不能扪及常提示血流减少。

(4) 肢体抬高试验（Buerger 试验）：了解患肢动脉供血障碍程度。

2. 影像学检查

(1) 肢体血流图：有助了解肢体血流通畅情况。

(2) 超声多普勒检查：可显示动脉的形态、直径和流速、血流波形等。

（3）动脉造影：可以明确动脉阻塞的部位、程度、范围及侧支循环建立的情况。

四、治疗要点

1. 非手术治疗

（1）一般治疗

1）严禁吸烟，以消除烟碱对血管的刺激而引起的血管收缩作用。

2）防止受冷、受潮和外伤，但不应使用热疗，以免组织需氧量增加而加重症状。

3）患肢应进行锻炼，以促进侧支循环建立。

4）止痛：疼痛是患者较为突出的症状，当患肢出现溃疡、坏疽或继发感染时，疼痛更为严重。一般镇痛药物常难以奏效，可适当使用吗啡或哌替啶类止痛剂。为预防药物成瘾，也可采用普鲁卡因股动脉内注射及腰交感神经封闭术等，以减少止痛药物的用量。若腰交感神经封闭术效果明显者，应及时行腰交感神经节切除术。

（2）药物治疗

1）扩张血管和抑制血小板聚集药物。

2）预防或控制感染药物。

3）中医中药：温经散寒；活血通络；活血化瘀；清热利湿；补气养血辅以活血化瘀等。

（3）高压氧疗法：提高肢体血氧含量，改善组织的缺氧程度。

（4）创面处理：对干性坏疽创面，应在消毒后包扎创面，防止继发感染。感染创面可给予湿敷和换药。

2. 手术治疗　目的是增加肢体血供和重建动脉血流管道，改善缺血引起的不良后果。常用的手术方式有：动脉重建术；动、静脉转流术；腰交感神经切除术；截肢术。

五、主要护理问题

1. 疼痛　与患肢缺血、组织坏死有关。

2. 组织完整性受损　与肢端坏疽、脱落有关。

3. 活动无耐力　与患肢远端供血不足有关。

六、护理措施

1. 控制或缓解疼痛

（1）绝对戒烟：告知患者吸烟的危害，消除烟碱对血管的收缩作用。

（2）肢体保暖：告知患者应注意肢体保暖，避免受寒冷刺激，但应避免用热水袋或热水给患肢直接加温。

（3）有效镇痛：对早期轻症患者，可遵医嘱用血管扩张剂、中医中药缓解疼痛。对疼痛剧烈的中、晚期患者常需使用麻醉性镇痛药。若疼痛难以缓解，可采用连续硬膜外阻滞方法止痛。

2. 减轻焦虑　给患者以心理支持，帮助其树立战胜疾病的信心，积极配合治疗和护理。

3. 预防或控制感染

（1）保持足部清洁、干燥，防止烫伤。

（2）避免用手抓痒，防止组织损伤。

（3）遵医嘱合理应用抗菌药物，加强创面护理，预防继发感染和术后切口感染。

4. 促进侧支循环，提高活动耐力

(1) 步行：行走时以出现疼痛时的行走时间和行走距离作为活动量的指标，以不出现疼痛为度。

(2) 指导患者进行 Buerger 运动：重复练习 5 次，每日数次。

5. 并发症的预防和护理

(1) 体位：血管造影术后患者应平卧位，穿刺点加压包扎 24 小时，患肢制动 6～8 小时，患侧髋关节伸直、避免弯曲，以免降低加压包扎的效果。静脉手术后抬高患肢 30°，制动 1 周；动脉手术后患肢平放、制动 2 周。自体血管移植术后愈合较好者，卧床制动时间可适当缩短。患者卧床制动期间应做足部运动，促进局部血液循环。

(2) 术后严密观察：患者血压、脉率；切口、穿刺点渗血或血肿情况；双侧足背动脉搏动、皮肤温度、皮肤颜色及感觉等肢体远端血运情况。

6. 其他　鼓励患者多喝水，给予补液，记录 24 小时的尿量等。

七、健康教育要点

1. 劝告患者坚持戒烟。

2. 患者睡觉或休息时取头高脚低位，坐时应避免将一腿搁在另一腿膝盖上，以防腘动、静脉受压和血流受阻。

3. 注意患肢保暖，避免受寒；鞋子必须合适，不穿高跟鞋，避免外伤；穿棉袜子，勤换袜子，预防真菌感染。

4. 指导患者进行患肢功能锻炼。

（黄　聪）

第十六章　泌尿及男性生殖系统疾病患者的护理

第一节　常见症状及诊疗操作护理

一、常见症状

1. 排尿异常

（1）膀胱刺激征：表现为尿频、尿急、尿痛。多由于膀胱颈或三角区受到炎症或理化因素刺激发生膀胱痉挛所致。

（2）排尿困难和尿潴留：排尿困难是指排尿费力、排尿时间延长、尿线变细甚至呈点滴状，尿液不能顺畅排出，多由于下尿路梗阻所致。排尿困难进一步发展，使尿液潴留于膀胱而不能自行排出时，称为尿潴留。

（3）尿失禁：膀胱内尿液不能自我控制而自行流出称尿失禁。

（4）尿瘘：尿液经不正常的通道从膀胱自行流出。

2. 尿量异常　是指 24 小时排尿量的异常。正常人 24 小时尿量为 1000～2000ml；24 小时尿量超过 2500ml 为多尿，少于 400ml 为少尿，不足 100ml 为无尿。

3. 尿液异常

（1）血尿：有血液随尿排出。根据尿液含血量的多少分为镜下血尿和肉眼血尿。

1）镜下血尿：离心尿沉渣检查每高倍镜视野红细胞超过 3 个称为镜下血尿。常为泌尿系慢性感染、结石、急性或慢性肾炎所致。

2）肉眼血尿：肉眼能见到尿中有血色和血块者，称为肉眼血尿。1000ml 尿中含 1ml 血液即呈肉眼血尿。常见于泌尿系肿瘤、急性膀胱炎、急性前列腺炎、膀胱结石或创伤等。

（2）脓尿：离心尿沉渣检查每高倍视野白细胞超过 5 个为脓尿，常提示泌尿系感染。

（3）乳糜尿：尿中含有乳糜或淋巴液。尿呈乳白色，含有脂肪、蛋白质、红白细胞及纤维蛋白原。

（4）晶体尿：在各种因素影响下，尿中有机或无机物质沉淀、结晶，形成晶体尿。

二、诊疗操作及护理

1. 影像学检查

（1）B 超检查：对泌尿生殖系疾病有重要诊断价值，如肾上腺肿瘤、肾占位性病变、肾积水、肾囊肿、尿路结石、膀胱肿瘤，前列腺、睾丸疾患等。

（2）尿路平片（KUB）：主要用于诊断尿路结石。能显示肾轮廓、大小、位置，脊柱、骨盆钙化及尿路结石等。

护理要点：①摄片前 1～2 天禁食不透 X 线的药物，如铁剂、铋剂、钡剂；②摄片前 1 天进少渣饮食并服缓泻剂；③摄片当天晨禁食并排便。

(3) 排泄性尿路造影（IVP）：是诊断上尿路疾病的基本检查。腹部加压下常规静脉注射有机碘造影剂 20ml（儿童 0.5～1ml/kg），分别于注射后 5 分、15 分、30 分、45 分摄片。

护理要点：造影前除按尿路平片肠道准备外，还应：①做碘过敏试验，并准备抢救药物；②限制饮水 6～12 小时，检查前排空膀胱，以使尿液浓缩，增加尿路造影剂浓度，使显影更加满意；③注射造影剂后，严密观察患者的反应，如出现异常，立即配合医生抢救；④摄片后鼓励患者多饮水，促进造影剂排泄，并注意休息。

(4) 逆行肾盂造影（RP）：通过膀胱镜逆行插入输尿管导管，经插管注入 15%有机碘造影剂，能清晰显示肾盂、输尿管形态，适用于禁忌做排泄性尿路造影或显影不清晰时。

护理要点：造影前常规肠道准备，不必严格限制饮食。因泌尿道黏膜对碘不吸收，除过敏体质者，一般不强调做碘过敏试验。

(5) 肾动脉造影：经股动脉穿刺插管行肾动脉造影可显示双肾（肾上腺）动脉、腹腔动脉及其分支。行选择性肾动脉造影，能更清晰显示肾血管形态。

护理要点：造影前常规肠道准备和做碘过敏试验，检查后应注意观察生命体征、肢体温度和动脉搏动情况。

(6) CT 扫描：通过 CT 平扫或对比增强扫描，可确定肾损伤范围和程度，对肾上腺、肾、膀胱、前列腺等部位肿瘤的诊断与分期提供可靠依据。

(7) MRI：对泌尿男性生殖系肿瘤的诊断和分期、肾囊肿性质鉴别、肾上腺肿瘤、隐睾症等诊断，能提供较 CT 更为可靠的依据。

(8) 同位素肾图：静脉注入同位素示踪剂，通过仪器监测示踪剂在肾脏的分布来检查肾功能，可以直观地显示出肾功能受损及尿路梗阻的程度。

2. 内镜检查的护理

(1) 膀胱镜检查：在表面麻醉或骶麻下进行。可直接检查尿道及膀胱内有无病变，通过膀胱镜可取活体组织做病理检查、钳取异物、破碎结石。亦可放置输尿管支架管做内引流或进行输尿管套石术。尿道狭窄、急性膀胱炎或膀胱容量小于 50ml 者为禁忌证。

护理要点：①检查前向患者做好解释工作；会阴部做好清洗，嘱患者排空膀胱；准备好器械、膀胱冲洗液及其他用品并进行灭菌或消毒；②检查时遵守无菌操作原则；③ 检查后常规口服抗生素 2～3 天，预防感染。

(2) 尿道镜检查：对尿道疾患有重要的诊断治疗价值。可以确定尿道炎症、溃疡、新生物等疾患，还可同时进行电灼、切割及取活检等。

(3) 前列腺电切镜：主要用于经尿道切除前列腺（TURP），治疗前列腺增生症。

(4) 输尿管肾盂镜：经尿道、膀胱插入输尿管以至肾盂来进行观察、取石、碎石、活检、电灼肿瘤等，需在 X 线监视下操作。

(5) 经皮肾镜：经皮穿刺、扩张，将肾镜插入肾盂或肾盏，进行取石、碎石、活检及肾造瘘等，需在 X 线监视下操作。

第二节 泌尿系统损伤

一、肾损伤

1. 概述 肾损伤多见于青壮年男性，肾在受到暴力、挤压及较强的间接外力作用下，可发生闭合性损伤；因弹片、刀刃等锐器可造成开放性损伤，临床上以闭合性肾损伤多见。

2. 临床特点

(1) 血尿：是肾损伤最重要的症状。但血尿的程度并不一定与创伤严重程度相一致，肾蒂血管断裂、损伤性肾动脉血栓形成、肾盂广泛裂伤、输尿管断裂或被血块阻塞时，血尿不明显甚至无血尿。

(2) 疼痛：局部软组织挫伤、肾包膜内压增高及血和尿外渗均可引起患侧腰部或上腹部疼痛。

(3) 腰腹部肿块：血和尿外渗至肾周围组织，可在上腹部深处扪及肿块。

(4) 休克：由于创伤及（或）出血导致休克。伴有合并伤尤其腹内实质脏器损伤时更易出现。

(5) 发热：尿外渗继发感染，可出现全身中毒症状。

3. 辅助检查　尿中有大量红细胞，白细胞增高提示并发感染；X线平片常显示肾区阴影增大，提示肾周血肿可能；排泄性尿路造影，可了解肾损伤的范围和程度；B超检查，可了解肾损伤程度，包膜下和肾周血肿及尿外渗情况。

4. 治疗要点　轻微肾挫伤经休息即可康复，多数肾挫裂伤经绝对卧床2～4周，止血、抗感染药物治疗即可恢复。严重的肾裂伤、肾蒂损伤及开放性肾损伤要及早手术。

5. 主要护理问题

(1) 疼痛：与损伤后肾包膜紧张、出血和尿外渗刺激腹膜、血块堵塞输尿管等有关。

(2) 组织灌注量改变：与创伤、肾裂伤引起大出血、尿外渗或腹膜炎等有关。

(3) 排尿形态异常：与尿路感染、创伤等有关。

6. 护理措施

(1) 非手术治疗护理

1) 一般护理：肾挫伤患者需绝对卧床休息2～4周，待病情稳定、血尿消失7天后才可离床活动，以防再度出血。

2) 病情观察：定时监测生命体征，动态观察尿色的变化，观察腰部肿胀程度。

3) 治疗配合：迅速建立静脉输液通路，遵医嘱给予止血药、抗生素。

(2) 手术治疗的护理

1) 一般护理：肾切除术后2～3天卧床休息；为防止术后出血，肾修补或肾部分切除术后须卧床休息2周。

2) 病情观察：手术后密切观察生命体征；注意切口及引流情况；注意尿量及性质的变化；监测血、尿常规及肾功能。

3) 治疗配合：禁食期间，应通过静脉补液来维持体液平衡，但肾切除术后患者不要快速输液，使用抗生素防治术后感染。

7. 健康教育要点

(1) 长期卧床的患者，应定时改变体位和翻身，预防压疮。

(2) 解释各引流管的意义和注意事项，对长期带管者，教会自我护理。

(3) 大部分肾挫裂伤患者经非手术疗法可痊愈。恢复后2～3个月内不宜参加重体力劳动以免过早活动引起出血。

(4) 一侧肾脏切除后，应注意保护对侧肾脏，尽量不服用对肾脏有损害的药物。

(5) 加强营养，提高机体抵抗力，多饮水，增加尿量，以防泌尿系感染及结石的形成。

（6）定期到医院复诊。

二、膀胱损伤

1. 概述 膀胱损伤大多发生于膀胱充盈时，受到外力撞击而发生的损伤，少数由医源性引起。根据膀胱损伤的程度，分为开放性和闭合性损伤，以闭合性损伤为多见。闭合性膀胱损伤有挫伤和裂伤之分，以膀胱破裂最为严重，膀胱破裂分为腹膜内型和腹膜外型。

2. 临床特点

（1）腹痛及腹膜刺激征：腹膜内破裂时，尿液流入腹腔，引起全腹压痛、反跳痛及肌紧张。腹膜外破裂因尿外渗于膀胱周围，发生下腹部疼痛并放射至会阴部，下腹部有肌紧张和压痛。

（2）休克：可因创伤或出血导致休克，尤其在骨盆骨折时，出血量较多常易发生失血性休克。

（3）排尿困难和血尿：伤后有频繁的排尿感，但无尿排出或仅有少量鲜血排出。

（4）尿瘘：贯穿性膀胱损伤时，有体表伤口、直肠或阴道漏尿；闭合性膀胱损伤时，可因尿外渗继发感染后破溃形成尿瘘。

3. 辅助检查

（1）导尿试验：导尿管可以顺利插入膀胱，但不能导出尿液或仅导出少量血性尿液，此时注入生理盐水 300ml，停留 5 分钟，如抽出量与注入量不相等，则说明膀胱有破裂。

（2）腹腔穿刺：腹膜内膀胱破裂时，尿液流入腹腔，引起腹膜炎，可出现移动性浊音，行腹腔穿刺术有助于诊断。

（3）膀胱造影：是诊断膀胱破裂最可靠的方法。可根据造影剂外溢情况，确切地判断有无膀胱破裂及破裂部位。

4. 治疗要点 严重损伤、出血导致休克者应紧急处理，积极防治休克。膀胱挫伤或早期较小的膀胱破裂，采用非手术治疗，病情严重者应尽快手术治疗。

5. 主要护理问题

（1）排尿型态异常 与膀胱破裂不能贮存尿等有关。

（2）有体液不足危险 与创伤、骨盆骨折损伤血管引起大出血、尿外渗或腹膜炎等有关。

6. 护理措施

（1）非手术治疗的护理

1）一般护理：鼓励患者多饮水，增加尿液的排出，防止膀胱内凝血块形成。

2）病情观察：定时监测生命体征，定时检查排尿情况，动态观察尿色的变化；定时检查血常规及动态检测血红蛋白等。

3）治疗配合：静脉输液，迅速恢复血容量；早期使用抗生素防治感染。妥善固定导尿管，保持引流通畅。

（2）手术治疗的护理

1）有休克者术前积极纠正，并留置导尿管，避免尿液继续外渗，做好术前准备。

2）术后严密观察生命体征和腹部症状，重点做好耻骨上膀胱造瘘管护理。①妥善固定造瘘管和引流袋；②引流管保持通畅，如有堵塞，用无菌等渗盐水冲洗；③用氧化锌软膏保护造瘘口周围皮肤，及时更换浸湿的敷料；④遵医嘱定时冲洗膀胱。观察尿液的变化，嘱患者多饮水；⑤造瘘管一般留置 7～14 天，拔管前先夹管。如排尿困难或切口处漏尿，则需延期。拔管后，造瘘口有少许漏尿为暂时现象，可自愈。

7. 健康教育要点

（1）解释各引流管的意义和注意事项，对长期带管者，教会自我护理。

（2）加强营养，提高机体抵抗力，多饮水，增加尿量，以防泌尿系感染及结石的形成。

（3）部分骨盆骨折合并膀胱破裂者，可能发生阴茎勃起功能障碍，要指导患者进行心理性勃起训练及采取辅助性治疗。

三、尿道损伤

1. **概述** 尿道损伤多见于青壮年男性，好发于尿道球部和膜部，球部损伤多见于骑跨伤，膜部损伤多见于骨盆挤压伤，极少数患者为医源性损伤。尿道损伤按病理程度分为尿道挫伤、尿道部分裂伤及尿道断裂。

2. 临床特点

（1）休克：骨盆骨折所致后尿道损伤，可引起休克。

（2）尿道滴血和血尿：前尿道损伤时，尿道外口滴血。后尿道损伤时，尿道口无流血或仅有少量血液流出。

（3）疼痛：尿道球部损伤，会阴部肿胀，疼痛，排尿时加重。后尿道损伤伴骨盆骨折，下腹部疼痛。

（4）排尿障碍：由于疼痛和括约肌痉挛，不能排出尿液。

（5）血肿与淤斑：球部尿道损伤，会阴部肿胀，皮下血肿淤斑，严重者尿道周围血肿，阴囊、阴茎肿大呈青紫色。

（6）尿外渗：球部尿道创伤其血肿和外渗尿的部位均在会阴部，可蔓延至阴囊及阴茎或下腹壁。膜部尿道创伤则其范围均在尿生殖膈以上膀胱周围。

3. 辅助检查

（1）直肠指诊：直肠指诊前列腺向上移位，有浮动感，提示后尿道断裂。

（2）诊断性导尿：在严格无菌操作下试插导尿管。如能顺利插入，说明尿道连续而完整。插入导尿管后留置导尿 1 周以引流尿液并支撑尿道。

（3）X 线检查：疑有骨盆骨折时，应行骨盆正侧位平片检查；还可行尿道造影及低压逆行尿道造影等，以确定尿道损伤程度。

4. 治疗要点

（1）全身治疗：包括防治休克、防治感染、积极预防并发症。

（2）局部治疗：包括恢复尿道的连续性、引流膀胱内尿液和引流尿外渗。前尿道破裂或断裂者，行尿道修补或断端吻合术，骨盆骨折致后尿道损伤者，经抗休克病情平稳后，行耻骨上膀胱造瘘术；术后应预防尿道狭窄。

5. 主要护理问题

（1）排尿型态异常　与尿路感染、创伤、尿瘘或尿道狭窄等有关。

（2）有感染的危险　与血肿、组织坏死、尿外渗和引流无效等有关。

6. 护理措施

（1）一般护理：无休克发生，一般取半卧位，鼓励多饮水。

（2）病情观察：注意观察生命体征变化及伤口情况；定时检查排尿情况，动态观察尿色的变化；定时检查血常规，动态检测血红蛋白和血细胞比容等。

（3）治疗配合

1）适当使用镇静、止痛药物，采取合适体位，以缓解疼痛与不适。

2）迅速建立静脉输液通路，及时有效地采取防治休克的措施。

3）配合医生做好排泄性尿路造影等影像学检查前的准备工作，做好必要的术前准备工作。

4）留置尿管者，定时冲洗膀胱。

5）做好膀胱造瘘管引流的护理，遵医嘱10～12天后拔管，拔管前先夹管观察自我排尿情况。

6）有尿外渗多处切开引流的患者，应观察引流液的量和性状，敷料有渗液或污染应及时更换。

7）有尿道狭窄时配合医生行尿道扩张术，多饮水。

7. 健康教育要点

（1）解释各引流管的意义和注意事项，对长期带管者，教会自我护理。

（2）加强营养，提高机体抵抗力，多饮水，增加尿量，以防泌尿系感染及结石的形成。

（3）告知尿道狭窄的患者，出院后仍应坚持定期行尿道扩张术。开始每周1次，持续1个月后逐渐延长间隔时间。

（4）部分患者可能发生阴茎勃起功能障碍，要指导患者进行心理性勃起训练及采取辅助性治疗

第三节　尿石症

一、肾与输尿管结石

1. 概述　绝大部分泌尿系结石起源于肾脏。肾结石多发生于青壮年。90%以上的输尿管结石是肾结石随尿流进入输尿管内，狭长的输尿管使结石的通过发生困难，尤其是在输尿管3个狭窄部位处。

目前认为结石的病因是多因素综合作用的结果。如尿钙增加、营养和维生素缺乏、尿路感染、尿路异物、畸形、尿pH变化等。

2. 临床特点

（1）疼痛：较大结石，可无明显症状，活动后可出现上腹或腰部钝痛；较小结石，在肾盂或输尿管内移动，引起剧烈肾绞痛，并向下腹部、会阴部和大腿内侧放射。

（2）血尿：患者活动或肾绞痛后，出现镜下血尿或肉眼血尿。

（3）脓尿：肾和输尿管结石并发感染时出现脓尿。

（4）其他：结石梗阻可引起肾积水，检查时能触到肿大的肾脏。结石同时堵塞两侧上尿路时，常发生肾功能不全，甚至无尿。

3. 辅助检查　KUB平片可显示90%以上泌尿系结石；静脉肾盂造影可以了解肾盂肾盏形态，有无畸形及病理改变；B超检查可用做上尿路结石普查及疑有结石患者初步筛选。CT检查对X线平片不显影的阴性结石可以确诊。

4. 治疗要点　本病治疗主要采取解痉止痛。对于结石直径＜0.6cm、结石光滑、无尿

路狭窄和梗阻及感染患者，应大量饮水、调节饮食、解痉止痛、中药排石、控制感染、改变体位等非手术治疗。对于一些较大的结石、非手术治疗无效或合并梗阻、感染、肾功能不全者，应及早手术。对于结石直径＜2.5cm、结石以下输尿管通畅、肾功能正常、未发生感染的肾和输尿管结石的患者，采用体外冲击波碎石（ESWL）。

5. 主要护理问题

（1）疼痛：与结石刺激引起的炎症、损伤及平滑肌痉挛等有关。

（2）排尿异常：与下尿路结石梗阻等有关。

（3）有感染危险：与尿路梗阻、黏膜损伤、尿液淤积、侵入性诊疗及各种引流管污染等有关。

6. 护理措施

（1）非手术治疗的护理

1）促进排石的护理：①鼓励患者多饮水，保持每天尿量在 2000ml 以上；②指导患者适当运动，促进输尿管蠕动和结石排出；③遵医嘱使用利尿药、排石药和溶石药物等；④嘱患者每次尿液留于玻璃瓶内，观察排石情况，必要时用数层纱布过滤尿液。

2）肾绞痛发作时，遵医嘱应用药物止痛。

（2）体外冲击波碎石术的护理

1）碎石术前准备：①测定出、凝血时间；②术前 3 天禁食易产气的食物；③术前晚服用缓泻剂或灌肠；④术晨禁食、禁饮。

2）碎石术后护理：①鼓励患者多饮水，每天 3000ml 以上，必要时遵医嘱使用排石药物；②大多数患者碎石后即可下床活动；少数有合并症的患者需卧床休息。卧床期间应经常变换体位，促进碎石排出；③冲击波碎石后应遵医嘱常规给予患者口服或静脉给予抗生素；④观察并记录初次排尿时间、间隔时间，评估尿路是否梗阻；仔细观察有无碎石排出；⑤对碎石术后出现肾绞痛、血尿的患者，一般不需特殊处理，可自然消失；若形成“石街”，必要时配合医生施行再次冲击波碎石、经输尿管镜取石或开放性手术取石。

（3）手术治疗后的护理

1）肾结石行开放性肾手术后，其基本护理原则和措施同肾损伤手术后护理。

2）做好肾盂造瘘管的护理，一般置管 10 天以上，拔管前应夹管观察，并经造瘘管做肾盂造影，证实尿路通畅后再拔管。

7. 健康教育要点

（1）大量饮水：保持每天尿量在 2000ml 以上。

（2）饮食指导：根据结石的成分指导饮食。

（3）药物预防：根据结石成分，血、尿钙磷、尿酸、胱氨酸和尿 pH 等，采用药物预防结石复发。

（4）出院后应定期门诊随访。

二、膀胱结石

1. 概述　膀胱结石部分在膀胱内原发形成，常见于前列腺增生、异物、神经源性膀胱，大多由肾结石掉到膀胱内所致。

2. 临床特点

（1）尿痛：多为下腹部钝性隐痛，可放射至阴茎和会阴部。当结石刺激膀胱底部时，可出现尿频及尿急。

（2）血尿：可为镜下及肉眼血尿，疼痛发生后多出现终末血尿。

（3）排尿突然中断：患者在排尿过程中尿流突然中断，改变体位或摇晃身体后可继续排尿，可发生急性尿潴留。

（4）脓尿：并发感染时可见脓尿，同时伴有尿急、尿频、尿痛等症状。

3. **辅助检查**　X线平片能显示大多数结石；B超检查能显示强回声光团，有明显的声影，体位改变时，可见结石在膀胱内滚动，同时发现前列腺增生等；膀胱镜检查是诊断结石最可靠的方法。

4. **治疗要点**　本病治疗必须遵循两个原则：取出结石和纠正结石形成的诱因。

5. **主要护理问题**

（1）排尿异常：与结石阻塞等有关。

（2）有感染危险：与尿路梗阻、黏膜损伤、术后伤口、尿液淤积、侵入性诊疗及各种引流管污染等有关。

6. **护理措施**

（1）非手术治疗的护理

1）一般护理：鼓励患者多饮水，保持每天尿量在2000ml以上。

2）治疗配合：遵医嘱使用利尿药、排石药和溶石药物等，遵医嘱正确使用抗生素。

（2）如采用体外冲击波碎石，按碎石术常规护理。

（3）手术治疗后的护理：膀胱切开取石术后，为了减轻膀胱壁张力以促进伤口尽早愈合，有时需行耻骨上膀胱造瘘术，手术后应做好耻骨上膀胱造瘘护理及膀胱冲洗术护理。

7. **健康教育要点**　同肾结石。

三、尿道结石

1. **概述**　尿道结石多来源于膀胱结石。

2. **临床特点**　主要症状有尿痛和排尿困难。排尿时出现疼痛，前尿道结石疼痛局限在结石停留处，后尿道结石疼痛可放射至阴茎头或会阴部。尿道结石常阻塞尿道引起排尿困难，尿线变细、滴沥、甚至急性尿潴留。

3. **辅助检查**　X线平片、B超检查、膀胱镜检查等。

4. **治疗要点**　对于前尿道结石，尽量不做尿道切开取石，应用推挤、钩取和钳出结石，或用腔内器械碎石；对于后尿道结石，推回膀胱按膀胱结石处理。

5. **主要护理问题**

（1）排尿异常：与结石梗阻等有关。

（2）有感染危险：与尿路梗阻、黏膜损伤、侵入性诊疗等有关。

6. **护理措施**

（1）一般护理：鼓励患者多饮水，保持每天尿量在2000ml以上。

（2）遵医嘱使用利尿药、排石药、溶石药物和抗生素；对结石嵌顿在尿道而不能排出尿液的患者，必要时在无菌操作下行耻骨上膀胱造瘘术。

7. **健康教育要点**　同肾结石。

第四节　良性前列腺增生症

一、概述

良性前列腺增生症是老年男性的常见病。

病因尚未完全阐明，目前认为与体内睾酮、双氢睾酮及雌激素的改变与失衡有关。受凉、劳累、情绪变化、辛辣饮食及酗酒等，易诱发急性尿潴留。

二、临床特点

1. 尿频　为最早出现的症状，尤其夜尿次数明显增多。

2. 排尿困难　前列腺增生症最典型的症状为进行性排尿困难，表现为排尿时间延长、尿线细而无力，尿滴沥不尽。

3. 尿潴留　梗阻达到一定程度时，膀胱出现残余尿，随着残余尿量增加，膀胱肌收缩无力，逐渐出现尿潴留。

4. 其他症状　若合并感染和结石，可有膀胱刺激症状。少数患者晚期可出现肾积水和肾功能不全表现。

三、辅助检查

直肠指检是最简单常用的检查方法；B超可显示增生的前列腺的体积大小、形态和内部结构，同时可测量残余尿；尿流动力学测定可判定尿流梗阻的程度；膀胱镜检查可直接观察增大的前列腺，了解膀胱内的各种病变情况。

四、治疗要点

未引起尿路梗阻者，一般不需特殊处理；梗阻较轻，症状不明显或不能耐受手术者，可采用非手术治疗或耻骨上膀胱造瘘；尿路梗阻严重、残余尿量超过50ml、药物治疗效果不佳、多次出现急性尿潴留或已并发膀胱结石、肾积水和肾功能损害者，应采用手术治疗。

五、主要护理问题

1. 排尿型态异常　与膀胱出口梗阻、逼尿肌损害、留置导管和手术刺激等有关。

2. 有感染的危险　与尿路梗阻或留置各种引流管等有关。

六、护理措施

1. 急症护理　对急性尿潴留的患者，应及时配合医生施行导尿或行耻骨上膀胱造瘘术。尿管或造瘘管保留期间，常规做好相应护理工作。

2. 非手术治疗及手术前护理

（1）一般护理：嘱患者吃粗纤维、易消化食物。忌饮酒及辛辣食物，鼓励多饮水。

（2）治疗配合

1）轻者坚持药物治疗；病情严重者手术治疗。

2）完善术前相关功能检查，进行充分的术前准备。

3. 手术后护理

（1）一般护理：术后牵引留置的气囊尿管以压迫前列腺窝，达到止血的作用。一般牵引压迫时间为 8～10 小时。

（2）病情观察：注意患者意识和生命体征、重要器官功能状况、呼吸及泌尿等系统的感染征象、各引流管的引流情况。

（3）治疗配合

1）做好膀胱冲洗的护理：术后进行持续的膀胱冲洗，目的预防血块形成和感染。早期冲洗速度要快，一般 100 滴/分左右。当出血量减少时，可减慢冲洗速度。冲洗过程中，如发现血块阻塞，应及时快速冲洗或用无菌注射器适当冲击和抽吸血块。在膀胱冲洗过程中较易出现膀胱痉挛，多为一过性，必要时遵医嘱给予解痉止痛等药物。

2）做好尿管的护理：一般在术后 7～10 天拔除尿管。拔管后，注意观察排尿情况，嘱患者多饮水、勤排尿。指导患者进行提肛肌舒缩运动，一般 2 个月左右可恢复正常排尿习惯。

3）保持伤口和各引流管的清洁：膀胱冲洗系统的外连接管、引流袋须每天更换，每天 2 次清洁、消毒尿道外口，遵医嘱使用抗生素。

4）术后 1 周内禁止肛管排气或灌肠，以免诱发出血，便秘时可遵医嘱口服缓泻剂。当病情恢复可下床活动时，应加强陪护，防止意外损伤的发生。

7. 健康指导

（1）向患者解释各引流管的意义和注意事项。

（2）嘱患者出院后多饮水、勤排尿，忌烟酒、辛辣等不良刺激。加强营养，活动适度，避免感冒。

（3）指导患者进行提肛肌舒缩活动，以加快正常排尿功能的恢复。

（4）指导永久性膀胱造瘘患者学会造瘘管的家庭护理。

（5）注意排尿情况，定期门诊随访。

第五节　肾结核

一、概述

泌尿系结核是全身结核的一部分，原发病灶几乎都在肺。肾结核的病灶在肾，而症状主要表现在膀胱，多为尿频、尿急及尿痛、血尿或脓尿、肾区疼痛和包块。

二、临床特点

1. 尿频、尿急及尿痛　尿频是最早出现的症状。晚期膀胱挛缩，尿频更加严重，甚至出现尿失禁。

2. 血尿或脓尿　为终末血尿，脓尿似淘米水样。

3. 肾区疼痛和包块　肾结核一般不引起疼痛，当波及肾包膜或继发感染时出现腰部酸痛。较大的肾积脓或对侧肾积水时，腰部可出现包块。

4. 全身症状　常不明显，晚期或合并其他部位的活动性结核时可出现低热、盗汗、消瘦、乏力及血沉加快等典型的结核病全身症状。

三、辅助检查

尿结核杆菌检查对诊断有决定性的意义；X线检查最为重要，可见肾钙化阴影，造影可见典型肾盏虫蚀状破坏，肾盂肾盏变形甚至消失，输尿管呈僵直、节段性狭窄；B超、CT等检查，可显示泌尿系器官形态及病情变化；膀胱镜检查可见膀胱黏膜充血水肿、结核结节甚至溃疡，必要时还可取活组织病理检查明确诊断。

四、治疗要点

非手术疗法用于病程早期，病变较轻的患者，正规抗结核治疗，配合营养支持疗法。凡正规药物治疗6～9个月无效、病灶破坏严重者，行手术治疗。

五、主要护理问题

1. 排尿型态异常　与脓尿对膀胱黏膜刺激、结核性膀胱炎、膀胱挛缩等有关。

2. 潜在并发症　肾功能不全等。

六、护理措施

1. 非手术治疗的护理

(1) 一般护理：加强营养，避免劳累，充分休息。

(2) 病情观察：用药期间加强观察，注意药物的毒副反应。

(3) 治疗配合：早期肾结核患者可系统、规则地服用抗结核药物而治愈。因此应指导、监督患者严格执行治疗方案的服药要求。

2. 手术治疗的护理

(1) 一般护理：加强营养，提高患者的手术耐受力。肾结核手术后，应参照肾损伤手术后的护理内容进行，注意防止继发性出血。

(2) 治疗配合：肾结核手术前需用抗结核药物准备，如全肾切除至少需药物准备2周以上，肾部分切除术需药物准备3～6个月。临近手术前做好术前常规护理工作。指导患者手术后继续服用抗结核药物3～6个月，以防结核病复发。

3. 健康指导

(1) 介绍泌尿系结核康复知识，强调术后按医嘱坚持抗结核药物治疗的重要性。

(2) 定期复查。

(3) 加强营养，指导患者适当地活动或身体锻炼，增强机体抵抗力。

(4) 宣传结核病预防知识，教育患者养成良好的卫生习惯。

第六节　泌尿系统肿瘤

泌尿系统肿瘤是泌尿外科常见的疾病之一，大多数为恶性。成人最常见的是膀胱癌，其次是肾癌。

一、肾癌

1. 概述　肾癌亦称肾细胞癌，发生于肾小管上皮细胞，是最常见的肾脏恶性肿瘤。高发年龄为50～60岁，男女比例约为2∶1。

2. 临床特点

(1) 血尿：无痛性、间歇性全程肉眼血尿为最常见症状。

(2) 肿块：肿瘤较大时可在腹部或腰部发现肿块，质坚硬。

(3) 疼痛：常为腰部钝痛或隐痛。

(4) 肾外表现：常见的肾外表现有低热、高血压、血沉加快、消瘦、贫血等。

3. 辅助检查

(1) B超检查：有些无症状的肾癌，往往在B超体检时被发现。

(2) X线平片：可见肾外形增大、不规则，偶有钙化影，造影可见肾盏、肾盂因受肿瘤挤压而有不规则变形、狭窄、拉长或充盈缺损。

(3) CT、MRI、肾动脉造影：有助于早期诊断和鉴别肾实质内肿瘤的性质。

4. 治疗要点　尽早实行根治性肾切除术。

5. 主要护理问题

(1) 排尿型态改变：与术后留置尿管和手术刺激等有关。

(2) 潜在并发症：出血、感染等。

6. 护理措施

(1) 术前护理

1) 一般护理：进食易消化、营养丰富的食品；多饮水稀释尿液，以免血块引起尿路堵塞。

2) 病情观察：每天观察和记录排尿情况和血尿程度。

(2) 术后护理

1) 一般护理：①体位：肾癌根治、腹膜后淋巴清扫的患者，卧床5～7天，避免过早下床活动引起手术部位出血；②饮食：术后待肛门排气，进富含维生素及营养丰富的饮食。

2) 病情观察：应严密观察生命体征。肾癌切除同时行腔静脉取瘤栓术后，需保留导尿并监测24小时尿量、肾功能，防止肾衰竭。

3) 治疗配合：①定时测体温及血白细胞变化，观察有无感染发生；②保持造瘘口周围皮肤清洁；③引流管的护理：保持引流通畅，若无引流物排出，2～3天拔除。

7. 健康教育要点

(1) 加强营养，增强体质。及早治疗膀胱炎、尿石症、慢性尿潴留等。

(2) 成年人出现任何情况的血尿，应及时就医。

(3) 定期复查，及早发现转移病灶。

二、膀胱癌

1. 概述　膀胱癌是泌尿系最常见的肿瘤。高发年龄为50～70岁，男女比例约为4∶1。长期接触苯胺类化学物质，容易诱发膀胱癌。吸烟也是膀胱癌重要致癌因素，膀胱慢性感染与异物长期刺激可能是膀胱癌的诱因。

2. 临床特点

(1) 血尿：是最常见和最早出现的症状。常表现为无痛性、间歇性全程肉眼血尿；出血量多少与肿瘤大小、数目、恶性程度并不成正比。

(2) 膀胱刺激症状：属晚期症状。

（3）排尿困难和尿潴留：发生于肿瘤较大或堵塞膀胱出口时。

（4）其他：肿瘤浸润输尿管口可引起肾积水。晚期可有腹部肿块、恶病质及肿瘤扩散等表现。

3. 辅助检查

（1）尿脱落细胞检查：可找到肿瘤细胞。

（2）膀胱镜检查：可取活组织检查，有助确定诊断和治疗方案。

（3）影像学检查：B超检查最简单，可发现直径0.5cm以上的膀胱肿瘤；X线检查，排泄性尿路造影可了解肾盂、输尿管有无肿瘤，肾积水或显影差提示肿瘤浸润输尿管口，膀胱造影可见充盈缺损；CT、MRI检查，可了解肿瘤浸润深度及局部转移病灶。

4. 治疗要点　以手术为主，结合放疗、化疗和生物治疗等综合措施。

手术方式有姑息术、经尿道膀胱癌的电切和激光治疗、膀胱部分切除术、膀胱全切术加尿流改道，尿流改道根据情况选用输尿管皮肤造口、输尿管乙状结肠吻合术等。

5. 主要护理问题

（1）有感染的危险：与手术切口、引流置管、肠代膀胱等有关。

（2）自我形象紊乱：与膀胱全切除尿流改道、造瘘口、不能主动排尿等有关。

6. 护理措施

（1）术前护理

1）一般护理：进食易消化、营养丰富的食品。多饮水稀释尿液，以免血块引起尿路堵塞。

2）病情观察：每天观察和记录排尿情况和血尿程度。

3）治疗配合：行膀胱全切除、肠道代膀胱术的患者，按肠切除术准备。拟做双侧输尿管皮肤造口术的患者，术前彻底清洁腹壁皮肤。

（2）术后护理

1）一般护理：肛门排气后给予富含维生素及营养丰富的饮食，多饮水可起到内冲洗作用。

2）病情观察：应严密观察生命体征，保证输血、输液通畅。

3）引流管护理：保持引流管通畅，定时冲洗留置导尿管，防止黏液堵塞。

4）治疗配合：①膀胱癌全切除术后观察尿液的变化，分别记录双侧肾功能情况；②预防感染：定时测体温及血白细胞变化，保持切口清洁干燥，定时翻身，叩背咳嗽，适当活动等预防感染发生；③集尿袋护理：指导患者自行定时更换集尿袋。

7. 健康教育要点

（1）加强营养，增强体质。加强劳动防护，禁止吸烟。

（2）自我护理：教会患者自我护理，定时更换尿袋，保持清洁。

（3）术后半月需放疗和化疗：保留膀胱术后患者能憋尿者，行膀胱灌注免疫抑制剂卡介苗或抗癌药，可预防或推迟肿瘤复发。每周灌注1次，共6次，以后每月1次，持续2年。灌注时插尿管排空膀胱，以蒸馏水或等渗盐水稀释的药液灌入膀胱后平、俯、左、右侧卧位，每15分钟轮换体位1次，共2小时。

（4）定期复查：手术后1年内应每3个月做1次膀胱镜检查。

（李　莲　陈魁元）

第十七章　骨与关节疾病患者的护理

第一节　骨科患者的一般护理

一、概述

骨科患者的一般护理主要包括卧床休息、合理饮食及功能锻炼。

二、临床特点

1. 小夹板固定的特点　操作简便，便于早期功能锻炼，但绑扎松紧度不易掌握。

2. 石膏固定特点　优点是可按肢体的形状塑形，固定牢固可靠；缺点是无弹性，固定范围较大，不能调节松紧度，易出现压迫症状，也不利于肢体功能锻炼。

3. 牵引的特点　优点是能解除肌肉痉挛、纠正重叠移位，并有利于骨碎片的聚拢复位，可方便伤口换药，便于肢体功能锻炼。缺点是卧床时间较长，牵引力过大可引起骨端分离导致愈合障碍，牵引力过小则达不到复位目的，可发生畸形愈合。

三、辅助检查

X线检查可以了解骨折移位、复位及愈合情况。

四、治疗要点

包括手术治疗、非手术治疗及中医康复治疗

五、主要护理措施

1. 一般护理

(1) 卧床休息：骨科患者一般宜卧硬板床休息。

(2) 合理饮食：鼓励患者多饮水，清淡饮食，预防便秘、骨质疏松、泌尿系感染及结石。

(3) 功能锻炼：①早期：骨折2周内，主要以患肢肌肉主动舒缩活动为主；②中期：骨折2周后，骨折部位上、下关节开始活动；③后期：应增强患肢关节的活动范围，并进行负重锻炼。

2. 小夹板固定患者的护理

(1) 配合固定：配合医生牵引或固定患者肢体于适宜位置，协助医生复位和绑扎固定夹板。扎带的松紧度以扎带结扣能向上、下各移动1cm为宜。

(2) 抬高患肢：有利于肢体静脉、淋巴回流，减轻肿胀和疼痛。

(3) 病情观察：严密观察患肢远端动脉搏动情况及患肢皮肤颜色、温度、感觉、肿胀程度等的变化。

3. 石膏固定患者的护理

（1）配合固定：在石膏未干前，应用手掌扶托肢体，忌用手指，以免出现局部凹陷引起压迫性溃疡。

（2）安置体位：石膏干燥之前应维持在要求体位，不要过早搬动患者；石膏干燥后应抬高患肢，以利于肢体静脉、淋巴回流，减轻肿胀和疼痛。

（3）观察病情：严密观察肢体远端颜色、温度、感觉、运动等情况，必要时协助医生拆除石膏。

（4）拆除石膏：骨折愈合后，配合医生拆除石膏。

（5）预防并发症：预防骨筋膜室综合征、关节僵硬、压疮、肌肉萎缩、骨质疏松等并发症。

4. 牵引患者的护理

（1）配合牵引：配合医生固定并保持肢体于要求体位。皮牵引重量一般为 2～5kg，骨牵引的重量一般为体重的 1/10～1/7 。

（2）安置体位：将床头或床尾抬高 15～30cm 。

（3）保持有效牵引：每日检查骨牵引装置，牵引绳应保持在滑轮的滑槽内，被褥衣服等不能阻挡或压迫牵引绳；牵引砝码不能触地或中途搁置；牵引肢体远端离开床栏且不受被褥等阻挡；皮牵引者应确保胶布紧贴皮肤和固定牢靠。骨牵引时保持钢针处皮肤清洁，用无菌纱布覆盖，针孔处每日滴 70%酒精 1～2 次，若有血痂不可随意清除，以防发生感染。

（4）病情观察：观察肢体远端的感觉、运动和血液循环情况，肢体皮肤有无水疱、糜烂、撕脱或皮肤过敏性炎症等。

（5）预防并发症：防止皮肤压疮、足下垂等。

六、健康教育要点

嘱患者遵医嘱定期拍摄 X 线片复查，正确指导患者进行肢体功能锻炼。

第二节　骨　折

一、概述

骨折是指骨的连续性或完整性中断。临床上以外伤性骨折较为常见，少数患者可因骨质病变而发生病理性骨折。

1. 病因　常见原因有暴力作用、肌肉牵拉、积累性劳损、骨骼病变等。

2. 分类

（1）根据骨折端是否与外界相通分为闭合性骨折和开放性骨折。

（2）根据骨折的程度及形态分为不完全骨折和完全骨折。

（3）根据骨折的稳定程度分为稳定骨折和不稳定骨折。

（4）根据骨折的时间分为新鲜骨折和陈旧性骨折。

3. 骨折端移位　骨折两断端常见有 5 种移位即成角移位、侧方移位、分离移位、重叠移位、旋转移位。

4. 骨折的愈合 骨折的愈合过程分为血肿机化期（伤后2～3周）、原始骨痂形成期（约需2～3个月）和骨痂改造塑形期（约需1年左右）。骨折愈合的标准分为临床愈合标准和骨性愈合标准。原始骨痂不断加强，使骨折处能抗拒由肌肉收缩引起的各种应力时，骨折即达到临床愈合。

二、骨折的临床特点

1. 一般表现 局部疼痛、压痛、肿胀、青紫或淤斑、功能障碍等。

2. 骨折的专有体征 畸形、反常活动(又称假关节活动)、骨擦音或骨擦感，以上3项中只要具备1项即可确诊。

3. 骨折的并发症

（1）早期并发症：主要有休克、血管损伤、神经损伤、脊髓损伤、内脏损伤、直肠损伤、脂肪栓塞、感染、骨筋膜室综合征等。

（2）晚期并发症：主要有卧床并发症、缺血性肌挛缩、骨化性肌炎、关节僵硬、创伤性关节炎、缺血性骨坏死等。

三、常见骨折

1. 肱骨髁上骨折 肱骨髁上骨折是指肱骨远端内外髁上方的骨折，可分为伸直型和屈曲型骨折，而以伸直型骨折较多见。若骨折近端向前移位，可压迫或刺伤肱动、静脉和损伤正中神经从而导致骨筋膜室综合征甚至引起前臂缺血性肌挛缩造成爪形手。其主要临床特点是患者伤处疼痛、肿胀、压痛，伤侧肘关节功能障碍，出现畸形，但肘后三角关系正常。

2. 桡骨下端骨折 桡骨下端骨折是指桡骨下端3 cm范围内的骨折。受伤时腕部背伸手掌着地而引起的桡骨下端骨折，骨折远端向背侧及桡侧移位，称伸直型骨折，又称柯雷(Colles）骨折，临床上多见。主要表现为伤侧腕关节疼痛、肿胀、活动障碍，典型表现为侧面观呈“餐叉”畸形，正面观呈“枪刺形”畸形。

3. 股骨颈骨折 股骨颈骨折是指股骨头部以下大、小转子以上的颈部骨折，常发生于老年女性。其主要原因是摔倒时扭转伤肢，暴力传导至股骨颈而引起骨折。该类骨折容易发生股骨头缺血性坏死和骨折不愈合。患者伤侧髋部疼痛，不敢站立或行走；下肢呈缩短、外旋畸形。可行持续性皮牵引或在X线监测下经皮肤切开加压螺纹钉固定术，并发股骨头坏死或不愈合的骨折，应行人工股骨头置换或全髋关节置换术。维持持续牵引保持患肢外展中立位，变动体位时，应保持肢体伸直，避免出现内收、外展及髋部屈曲动作，以防骨折移位。牵引治疗8周后可在床上坐起，3个月后可扶拐下地不负重行走，6个月后逐渐弃拐行走；手术内固定治疗后3周可坐起，活动膝、踝关节，6周后扶拐下地不负重行走，骨折愈合后可弃拐行走；人工股骨头置换术后1周开始进行下地活动。

4. 股骨干骨折 股骨干骨折是指股骨小转子以下、股骨髁以上部位的骨折，多见于青壮年。临床特点是伤侧大腿疼痛、肿胀、淤斑、活动障碍，可有失血性休克的症状和体征。股骨干下1/3骨折可伴腘动脉、静脉血管和坐骨神经损伤。3岁以内儿童可采用垂直悬吊皮牵引。成人宜使用骨牵引复位和固定，也可采用切开复位髓内针、钢板螺丝钉内固定。2周内进行股四头肌等长收缩训练和踝、趾伸屈活动，2周后开始膝关节伸直活动，5～6周后可扶拐下地不负重行走，去除外固定后进行膝关节和髋关节全活动范围锻炼，并逐渐进行负重行走。

5. 脊柱骨折与脊髓损伤　脊柱骨折又称脊椎骨折，绝大多数由间接暴力引起，如自高处坠落于地或重物直接打击肩背部，可使脊柱猛烈屈曲，可导致椎体压缩性骨折、脊椎脱位、脊髓损伤等，少数由直接暴力作用于脊椎而引起脊椎骨折及脊髓损伤。脊椎骨折主要表现为受伤局部疼痛、肿胀，淤斑，脊柱活动受限，骨折处棘突明显压痛和纵轴叩击痛，脊椎常有局部后突畸形，由于腹膜后血肿刺激自主神经，可出现腹胀、便秘及肠蠕动减弱等症状。胸、腰段骨折合并脊髓损伤，可出现受伤平面以下的感觉、运动、反射及括约肌功能完全或部分丧失，临床上称为截瘫。完全丧失时称完全截瘫，部分丧失时称不完全截瘫。颈椎骨折合并颈髓损伤，可出现四肢瘫，因肋间肌瘫而出现呼吸困难等。颈椎骨折可用颌枕带卧位牵引复位，有明显压缩或脱位者，采用持续颅骨牵引复位；胸、腰椎单纯压缩性骨折，椎体压缩不到1/3者，应平卧硬板床，骨折部位垫厚枕使脊柱过伸，伤后1～2日逐渐进行腰背肌后伸锻炼，6～8周后带腰围下床活动。椎体压缩超过1/3和后突畸形明显者，可采用两桌法或双踝悬吊法复位，随后行石膏背心固定3个月。合并脊髓损伤者应尽早解除脊髓压迫和稳定脊柱功能。

6. 骨盆骨折　骨盆是由骶骨、尾骨和两侧髋骨（髂骨、坐骨、耻骨）连接而成的坚强骨环，上述任何部位的断裂都属于骨盆骨折。骨盆骨折主要表现为伤后局部肿胀、疼痛、淤斑，患者不能翻身、坐起或站立，下肢活动困难，可并发失血性休克及膀胱、尿道、直肠损伤、腹膜后血肿。

四、辅助检查

X线检查可以了解骨折移位、复位及愈合情况。

五、治疗要点

骨折的治疗原则是复位（恢复到正常或接近正常的解剖位置）、固定、功能锻炼。

六、主要护理问题

1. 疼痛　与骨折、软组织损伤和关节脱位有关。

2. 自理缺陷　与躯体活动功能障碍、治疗限制等有关。

3. 潜在并发症　休克、感染、压疮、骨筋膜室综合征、关节僵硬。

七、护理措施

1. 急救护理

（1）抢救生命：首先抢救危及患者生命的紧急情况，如心跳呼吸停止、窒息、开放性气胸、休克、大出血等。

（2）包扎伤口：可采用纱布、绷带、止血带加压包扎止血。使用止血带要标明时间，每小时要放松1～2分钟。露出伤口的骨折端原则上不应现场回纳，以免将污物带入伤口导致感染。

（3）妥善固定：骨折后必须固定制动，以减轻疼痛，避免骨折断端损伤血管与神经。

（4）安全转运：避免因搬运加重或引起新的损伤。对脊柱骨折者应将伤者平托或采用滚动法将伤者成一整体搬至硬板上，整个搬运过程中应使伤者躯体保持平直状态。

2. 一般护理

(1) 卧床护理：骨折患者需长时间卧硬板床，需做好生活护理和皮肤护理。指导患者进行肢体功能锻炼，多做深呼吸运动，预防下肢深静脉血栓形成及呼吸系统并发症。

(2) 饮食护理：提供高蛋白、高钙、高维生素、高纤维素饮食，预防便秘。长期卧床患者易发生脱钙，应多饮水，预防泌尿系感染与结石。

(3) 病情观察：观察患肢末梢皮肤的色泽、温度，了解肿胀、青紫、感觉、伤口渗血及肢体运动障碍等情况，病情较重者应严密观察生命体征。

(4) 治疗配合：协助复位和固定，指导患者进行功能锻炼。

八、健康教育要点

加强生产劳动及交通安全教育。向患者解释功能锻炼的重要性，共同商讨并制订切实可行的锻炼计划。

第三节 关节脱位

一、概述

构成关节的各骨面失去正常的对合关系称关节脱位，俗称脱臼。本病多见于青壮年和儿童。临床上最常见的是肩关节脱位，其次是肘关节及髋关节脱位。根据脱位的原因可分为创伤性脱位、先天性脱位、病理性脱位和习惯性脱位；根据脱位的时间分为新鲜脱位和陈旧性脱位；根据脱位的程度分为全脱位和半脱位；根据脱位后关节腔是否与外界相通分为开放性脱位和闭合性脱位。

二、临床特点

1. 一般表现　主要有局部疼痛、压痛、肿胀及功能障碍等。

2. 专有体征　畸形、弹性固定和关节盂空虚。

三、常见关节脱位

1. 肩关节脱位　好发于20～50岁青壮年，男性居多。肩关节脱位分为前脱位、后脱位，以前脱位多见。患者伤侧肩部疼痛、肿胀、活动障碍，关节盂空虚，呈方肩畸形，杜加征（Dugas）阳性。

2. 肘关节脱位　分为前脱位和后脱位，以后脱位多见。临床主要表现为肘部饱满，呈半屈曲状，弹性固定，肘后三角失去正常关系。

3. 髋关节脱位　髋关节脱位多发生于青壮年，由强大暴力才可引起。可分为前脱位、后脱位和中心脱位，以后脱位最常见。患者伤侧髋部疼痛、肿胀、下肢不能活动和站立，后脱位时髋关节呈屈曲、内收、内旋、缩短畸形。

4. 桡骨小头半脱位　常见于5岁以下小儿，因桡骨头尚未发育完全，环状韧带较松弛，一旦小儿的前臂被强力牵拉时，易发生脱位。患儿肘部疼痛，哭闹，肘部半屈曲，不肯用手取物和活动患肢，桡骨头处有压痛，X线检查阴性。常有强力提拉患儿手臂的受伤史。

四、辅助检查

X线检查可确定脱位的方向、程度及有无合并骨折等。

五、治疗要点

复位、固定和功能锻炼。

六、主要护理问题

1. 疼痛　与软组织损伤和关节脱位有关。
2. 肢体功能障碍　与脱位后患肢功能丧失、治疗限制等有关。

七、护理措施

1. 一般护理　若髋关节脱位需卧硬床。

2. 病情观察　严密观察肢体肿胀、血运情况，复位后观察固定是否稳定，疼痛、肿胀有无减轻，肢体感觉、运动是否正常等。

3. 治疗配合

(1) 减轻疼痛：脱位后24小时内可冷敷，24小时后改热敷，以减轻肿痛。在移动患者时，应帮助患者托扶固定患肢，动作轻柔，以免加重疼痛。必要时，遵医嘱应用镇痛剂。

(2) 协助复位和固定

(3) 指导功能锻炼：向患者及家属讲解功能锻炼的重要性，根据患者具体情况制定三期功能锻炼的计划，按计划进行三期功能锻炼。

八、健康教育要点

嘱患者固定与关节功能锻炼兼顾，防止形成习惯性脱位。习惯性脱位者加强自我防护，防止发生再脱位。

第四节　化脓性骨髓炎

一、概述

化脓性骨髓炎是指骨膜、骨质及骨髓的化脓性炎症。可分为急性血源性骨髓炎和慢性血源性骨髓炎，临床上以急性血源性骨髓炎最多见。急性血源性骨髓炎又称急性化脓性骨髓炎，好发于长骨的干骺端。最常见的致病菌是金黄色葡萄球菌，其次为溶血性链球菌。慢性血源性骨髓炎常继发于急性血源性骨髓炎，或低毒性细菌感染，在发病时即为慢性骨髓炎。

二、临床特点

1. 急性血源性骨髓炎　起病急骤，早期就有明显的全身症状，如寒战、高热、脉快、头痛、食欲减退等全身中毒症状，体温可达39℃以上。局部表现为早期局部剧痛，患肢呈半屈位，动则痛甚，当形成骨膜下脓肿时，局部皮温升高，压痛明显。当形成周围软组织脓肿时，局部出现明显的红、肿、热、痛，指压有波动感。当脓肿穿破周围软组织时局部形成窦道，排脓不止，甚至有死骨形成或排出。

2. 慢性血源性骨髓炎　主要特征是反复发作局部红肿、疼痛、窦道流脓或排出小死骨；窦口周围皮肤有色素沉着或湿疹样皮炎等；部分患者有患肢增粗或变形表现。

三、辅助检查

血常规、红细胞沉降率、分层穿刺（有早期诊断价值）、细菌培养、X线、CT等。

四、治疗要点

急性血源性骨髓炎应早期联合、大剂量应用抗生素，给予支持疗法或行手术治疗。慢性血源性骨髓炎以手术治疗为主，原则是清除死骨和炎性肉芽组织，消灭死腔。

五、主要护理问题

1. 体温过高　与化脓性感染、毒素吸收等有关。
2. 疼痛　与炎症刺激、骨髓腔内压力增高等有关。
3. 躯体移动障碍　与患肢疼痛、制动、畸形等有关。
4. 潜在并发症　感染性休克、病理性骨折等。

六、护理措施

1. 一般护理

（1）卧床休息，患肢制动抬高或固定于功能位。加强陪护，避免患肢产生病理性骨折。

（2）给予患者高蛋白、高热量、高维生素、易消化饮食，多饮水等。

（3）严密观察生命体征、意识、局部表现的变化；观察抗生素的疗效及毒副作用；若行钻孔或开窗引流，则应观察引流是否通畅、引流液性状及肢体局部肿胀等情况。

（4）高热者给予物理降温，必要时按医嘱给予药物降温。

（5）遵医嘱给予有效的抗生素。

2. 闭式灌洗引流护理　骨髓腔内放置冲洗管及引流管，并妥善接好冲洗管和引流管，冲洗瓶应高出床面60～70cm，引流袋应低于患肢50cm，以防引流液逆流；防止管道受压或折扭；若冲洗时间达到3周或体温恢复正常、引出液清亮、连续3次细菌培养结果阴性即可拔管。

七、健康教育要点

指导患者使用助行器，减轻肢体负重；日常活动时注意预防意外伤害，以防发生病理性骨折；指导患者和家属出院后继续高营养饮食，以增强机体的免疫力。

第五节　骨关节结核

一、概述

骨与关节结核属继发性结核，原发病灶绝大多数在肺部。近年来发病率有上升趋势，好发于儿童与青少年。以脊柱结核最多见。

二、临床特点

1. 脊柱结核　脊柱结核以椎体结核占大多数，椎体结核又以腰椎发病率最高。本病除了结核病的症状外，形成寒性脓肿及椎体破坏是其主要特征。局部疼痛及脊柱活动受限。检查可有脊柱侧弯、后突畸形；腰椎结核有拾物试验阳性。

2. 髋关节结核　髋关节结核发病率占全身骨关节结核病的第 3 位，以儿童为多见，大多单侧发病。形成寒性脓肿、慢性窦道或发生病理性髋关节脱位是本病的主要临床特征。体查可有托马征阳性。

3. 膝关节结核　膝关节结核发病率占全身骨关节结核病的第 2 位，以儿童和青少年为多见。膝关节畸形、周围脓肿或慢性窦道形成是本病的主要特征，体查可有浮髌试验阳性及“鹤膝征”。

三、辅助检查

可行血常规、红细胞沉降率、X 线摄片、CT 检查。

四、治疗要点

主要治疗措施是全身抗结核治疗和（或）手术治疗，手术治疗主要是切开排脓和病灶清除。

五、护理问题

1. 营养失调　低于机体需要量，与疾病的慢性消耗有关。

2. 疼痛　与局部炎症刺激等有关。

3. 潜在并发症　截瘫、寒性脓肿、畸形等。

六、护理措施

一般护理

1. 注意休息，必要时要求患者卧床。

2. 给予高热量、高蛋白、高维生素饮食，适当增加牛奶、豆制品、鸡蛋、鱼、瘦肉等摄入量。

3. 观察用药后发热、乏力、食欲缺乏有无好转；局部疼痛有无减轻；观察药物的毒副作用；术后应观察生命体征及切口情况。

4. 治疗配合

（1）抗结核治疗：遵医嘱给予抗结核药物，并指导患者按时、按量、按疗程用药。用药期间，要警惕药物的不良反应；告知患者没有医嘱不可随意停药、更换药物或增减剂量，一般需要坚持用药至少 2 年。

（2）手术治疗：对于未用抗结核药物治疗的患者，术前应抗结核治疗至少 2 周，并做好术前及术后护理。

七、健康教育要点

指导患者加强营养，积极进行身体锻炼，注意劳逸结合；戒烟；出院后告知用药期间应每 3 个月来医院复查 1 次，一般用药满 2 年达到痊愈标准后，方可在医生的指导下停止用药。

第六节　骨肿瘤

一、概述

骨肿瘤是指发生于骨骼或其附属组织（血管、神经、骨髓）的新生物。本病病因不明，男性发病率高于女性。可分为良性骨肿瘤和恶性骨肿瘤两大类。良性骨肿瘤如骨瘤、骨软骨瘤、骨巨细胞瘤等，恶性骨肿瘤如骨肉瘤、软骨肉瘤、纤维肉瘤等。

二、临床特点

1. 一般表现　疼痛是恶性骨肿瘤最常见、最主要表现；肿块是肿瘤最常见、最早的表现。

2. 常见骨肿瘤

（1）骨软骨瘤：骨软骨瘤又称为骨疣，是一种常见的良性肿瘤，多发生于青少年，男多于女，好发于长骨的干骺端。临床上除了可触及骨性肿块外，一般无症状。X 线摄片表现为干骺端有骨性突起，其皮质、骨松质和正常骨相连。

（2）骨巨细胞瘤：骨巨细胞瘤是一种介于良性与恶性肿瘤之间的溶骨性肿瘤，好发于 20～40 岁的青壮年，女多于男，多发生于股骨下端、胫骨上端。本病的主要临床表现为局部疼痛和肿胀。X 线摄片表现为骨端偏心位溶骨性破坏而无骨膜反应；骨皮质膨胀变薄，呈肥皂泡样改变。

（3）骨肉瘤：骨肉瘤又称为成骨肉瘤，是最常见的原发性恶性骨肿瘤，恶性程度高，预后差，好发于青少年，多见于股骨下端、胫骨上端。骨肉瘤的主要表现是局部疼痛，开始时呈轻度疼痛，间歇性发作，后转为持续性，夜间为甚。肿瘤表面皮温增高，表浅静脉怒张。X 线摄片表现为骨质有成骨性、溶骨性、混合性破坏，可见 Codman 三角或日光射线形态等。

三、辅助检查

X 线检查可了解肿瘤的部位及形态，有助于初步判断肿瘤的性质。化疗、放疗前应抽血检查血象、肝肾功能等。

四、治疗要点

良性骨肿瘤主要采取局部刮除或肿瘤切除治疗，恶性肿瘤宜采取以手术为主、化疗为辅的综合治疗。

五、主要护理问题

1. 焦虑　与担忧疾病预后有关。
2. 疼痛　与肿瘤压迫神经有关。

3. 营养失调　低于机体需要量，与疾病的慢性消耗有关。

4. 潜在并发症　病理性骨折、关节脱位。

六、护理措施

1. 肿瘤手术或化疗后应卧床休息，保持患肢舒适位，必要时固定、制动。

2. 观察患肢疼痛、肿胀、畸形等情况；观察是否有肿瘤转移症状；观察化疗、放疗的副作用；手术后应观察生命体征是否平稳、伤口是否有渗血、引流是否通畅等。

3. 做好手术前准备；手术后患肢抬高，保持患肢关节功能位；做好截肢护理；做好化疗、放疗的护理等。

七、健康教育要点

1. 消除不良的生活习惯，保持乐观、积极向上的心理状态。

2. 指导患者康复功能训练。

3. 指导患者消除复发的因素，预防肿瘤复发。

（申飘扬）

第十八章　心肺脑复苏

第一节　概　述

使心跳、呼吸骤停的患者迅速恢复循环、呼吸和脑功能所采取的抢救措施称为心肺脑复苏（CPCR）。心跳、呼吸骤停后4～6分钟内，机体生命器官的细胞未发生不可逆的病理变化称为临床死亡期。

一、病因

意外伤害、心脑血管疾病（最常见）、水电解质酸碱平衡严重紊乱、药物过敏、食物中毒等。

二、分类

1. 心脏停搏　心脏完全停止跳动，心电图呈一直线。

2. 心室纤颤　心室肌呈不规则收缩，但心脏无有效排血，心电图呈不规则的F波。

3. 心电机械分离　心肌有微弱收缩，但心脏无有效搏血功能，心电图呈低幅度的心室复合波。

三、诊断

心跳呼吸停止确诊依据是意识突然丧失、摸不到大动脉（颈动脉或股动脉）搏动。对于全麻患者手术区无渗血、大动脉搏动消失也可确诊。

第二节　心肺脑复苏

复苏分为3个阶段：①初期复苏：为基础生命支持，主要措施是立即畅通气道，建立有效的人工呼吸和循环；②二期复苏：是高级生命支持（ALS），通常在一期复苏的基础上使用药物或电技术（如除颤或起搏），恢复自主心律和呼吸；③后期复苏：即持续生命支持（PLS），主要为脑复苏以及治疗引起心脏骤停的原发疾病。

一、初期复苏（基础生命支持）

1. 人工循环（circulation，C）

（1）方法：患者仰卧在硬板上，下肢稍抬高以利血液回流。抢救者立于患者右侧，将一手掌根部放在患者胸骨下段，另一手掌重叠其上，两臂伸直，以上身的重力垂直下压。

（2）按压力度：成人使胸骨下陷＞5cm，之后放松，胸骨复原，但手掌始终紧贴胸壁。

（3）按压频率：成人100次/分以上。

2. 开放气道（airway，A）

（1）维持气道通畅是复苏成功的关键。

（2）方法：抢救者位于患者右侧，右手置于患者颈后，向上托起，左手按压前额使头后仰，此时是通气的最佳位置。

3. 人工呼吸（breathing，B）

（1）口对口人工呼吸是现场急救最简单和有效的方法，临床最常用。

（2）方法：患者取仰卧位，救助者一手托其下颌使头后仰，张开下唇，另一手捏鼻孔，深吸气后用口唇紧贴包裹患者的口唇外缘，缓慢向口内吹气，然后放开鼻孔，待胸廓回缩呼气。

（3）吹气频率：先连吹 2 次，之后以每分钟 10～12 次频率均匀吹气。

（4）有效标志：每次吹气见胸廓向上抬起表示有效。

4. 注意事项

（1）成人进行心脏按压与人工呼吸时，不论单人还是双人抢救，两者的比例均为30∶2；心脏按压与人工呼吸 5 个循环后，检查脉搏、呼吸有无恢复，检查时间不超过 10 秒。

（2）心脏按压操作时用力要适当，以免引起肋骨骨折、气胸、血胸、肝脾破裂等并发症。

5. 胸外心脏按压有效的标志

（1）大动脉出现搏动（摸颈动脉）。

（2）收缩压在 60mmHg 以上。

（3）瞳孔缩小，发绀减轻。

（4）自主呼吸恢复。

二、二期复苏（高级心脏生命支持）

1. 继续保持呼吸道通畅　对于自主呼吸已恢复者可放置口咽通气管或鼻咽通气管；无自主呼吸者行气管内插管后进行机械通气；对不宜或不能进行气管插管或需长期人工通气者则行气管切开术。

2. 复苏药物的应用

（1）用药途径：首选静脉给药，其次是气管内给药。其中气管内给药适用于气管内插管的患者。

（2）常用药物

1）肾上腺素：是心脏复苏的首选药物。能增强心传导系统的自律性和心肌收缩力，升高血压，并能使心室纤颤由细颤转为粗颤，提高电除颤成功率。常用剂量为 1mg，静脉或气管内给药，必要时每 3～5 分钟重复给药至自主心跳恢复。

2）阿托品：能解除迷走神经对心脏的抑制作用，使心跳加快，对心动过缓有较好疗效。剂量为 0.5～1.0mg，快速静脉注射。

3）利多卡因：是治疗室性心律失常的首选药物，尤其适用于治疗室性早搏或阵发性室性心动过速。使用剂量为 1～1.5mg/kg 静脉缓慢注射，必要时 3～5 分钟重复给药。

4）碳酸氢钠：是纠正代谢性酸中毒的首选药物。

5）呼吸兴奋药：有洛贝林、回苏林、咖啡因等，上述药物在心跳未恢复前不宜应用，因中枢神经系统处于严重缺氧状态，用呼吸兴奋药可能加速中枢衰竭。

3. 电击除颤　成人发生心搏骤停最常见原因是心室纤颤，而电除颤是目前治疗心室纤颤最为有效的方法。

（1）胸外除颤方法：一个电极板放在胸骨右缘锁骨下方，另一电极板放在左腋中线第5肋间，两块电极板之间的距离不应<10cm。

（2）电能选择：成人一般首次除颤电能选用非同步200J或360J（焦耳），若未转复，选择非同步功能300J或360J再次除颤，根据情况可多次除颤。

（3）注意事项：电极板与皮肤接触处用盐水纱布垫或导电糊，并用力贴紧，不留空隙，以免引起局部烧伤；在除颤时任何人不得接触患者和病床，防止触电。

三、后期复苏（持续生命支持）

1. 脑复苏 防治心脏骤停后缺氧性脑损害所采取的救治措施称为脑复苏。**脑复苏的关键是防治脑水肿，主要有低温疗法和脱水疗法。**

（1）低温疗法：体温每降低1℃，可使组织氧耗率下降5%～6%，低温可降低脑组织代谢，减少耗氧量，使大脑对缺氧的耐受力增强。**脑部降温是重点**，常选用戴“冰帽”。全身降温可用冰袋置于颈、腋、腹股沟等大血管处。低温疗法应注意：①**降温要早**，若超过6小时后降温通常无效；②降温前可先用丙嗪类药、地西泮、硫喷妥钠等药物以防止寒战，并可辅助物理降温；③降温过程应监测体温，**保持肛温在32～35℃**；④**降温应持续至神志恢复**。复温时应先逐步撤除冰袋，体温恢复正常后方能停用辅助降温药。

（2）脱水疗法：在降温和维持血压的基础上，宜尽早使用脱水剂防治脑水肿。**常用20%甘露醇250ml静脉快速滴注，15～30分钟滴完**。必要时可加用呋塞米20～40mg静脉注射。

（3）肾上腺皮质激素：**首选地塞米松**，有降低毛细血管通透性、稳定溶酶体膜和减轻脑水肿的作用。

（4）高压氧治疗：使用2～3个大气压的高压氧，有利于脑细胞供氧。

2. 复苏后的治疗与护理

（1）保持呼吸道通畅：加强呼吸道管理，有气管插管和使用呼吸机的患者应注意呼吸道湿化和及时清除呼吸道分泌物。

（2）监测生命体征：血压过低时应注意是否有血容量不足、电解质紊乱、酸中毒等，应积极纠正。警惕再次出现心跳、呼吸骤停。

（3）监测尿量、尿的颜色和比重：如血尿和少尿同时存在且尿比重低、或尿素氮和肌酐水平升高，应警惕急性肾衰竭。

（4）处理原发疾病。

（5）加强基础护理，预防并发症。

（杨玉南 蔡 烯）

第二部分　模拟题

一、护考模拟练习题

模拟练习一

专业实务

【A_1 型题】

1. 当患者输入大量库存血后容易出现
   A. 低血钾
   B. 低血钙
   C. 低血钠
   D. 高血钠
   E. 高血钾
2. 代谢性酸中毒患者的呼吸变化是
   A. 浅而快
   B. 浅而慢
   C. 深而快
   D. 深而慢
   E. 不规则
3. 下列哪种患者可行肠内营养
   A. 消化道活动性出血
   B. 严重腹泻
   C. 休克
   D. 恶性肿瘤晚期
   E. 急性肠梗阻
4. 有减少呼吸道分泌作用的麻醉前用药是
   A. 阿托品
   B. 苯巴比妥钠
   C. 安定
   D. 哌替啶
   E. 氯丙嗪
5. 属于限期手术的是
   A. 直肠癌根治术
   B. 胃溃疡穿孔修补术
   C. 大隐静脉高位结扎术
   D. 腹股沟疝修补术
   E. 髋关节置换术
6. 下列有关感染问题，哪项**不正确**
   A. 疖是单个毛囊及其所属皮脂腺的急性化脓性感染
   B. 痈是多数散在的不相关联的疖病
   C. 丹毒是皮内网状淋巴管的炎性病变
   D. 急性蜂窝织炎是皮下结缔组织感染
   E. 脓肿是急性感染后局部脓液积聚
7. 浅Ⅱ度烧伤的深度是
   A. 深至皮肤角质层
   B. 达真皮深层
   C. 皮肤全层
   D. 深至肌层
   E. 达真皮浅层
8. 可确诊肿瘤性质的诊断方法是
   A. CT
   B. B超
   C. 动脉造影
   D. 内镜检查
   E. 病理活检
9. 恶性肿瘤最早出现的常见症状是
   A. 疼痛
   B. 肿块
   C. 出血
   D. 溃疡
   E. 梗阻

10. 颅内压增高的“三主征”为
A. 头痛、偏瘫、视野缺损
B. 头痛、呕吐、视盘水肿
C. 血压升高、脉搏减慢、呼吸减慢
D. 头痛、复视、呕吐
E. 头痛、呕吐、失眠

11. 诊断颅底骨折最有价值的临床表现是
A. 眼睛青紫
B. 球结膜下出血
C. 鼻孔流血
D. 脑脊液漏
E. 耳后皮下淤血斑

12. 乳腺癌多发生于
A. 乳晕内
B. 乳房内上象限
C. 乳房内下象限
D. 乳房外上象限
E. 乳房外下象限

13. 最易骨折的肋骨是
A. 第1～2肋
B. 第2～3肋
C. 第4～7肋
D. 第8～10肋
E. 第11～12肋

14. 下列哪项是急性腹膜炎的可靠体征
A. 腹胀
B. 腹部压痛、反跳痛、腹肌紧张
C. 肝浊音界缩小
D. 肠鸣音减弱
E. 呕吐

15. 肠梗阻的四大症状是
A. 恶心、腹痛、腹胀、肠鸣音亢进
B. 腹痛、肠型、呕吐、排气排便停止
C. 腹痛、腹胀、呕吐、排气排便停止
D. 腹痛、腹胀、呕吐、发热
E. 腹痛、肠鸣音亢进、呕吐、发热

16. 目前公认的良性前列腺增生的原因是
A. 肿瘤
B. 结石
C. 感染
D. 老龄和有功能障碍的睾丸
E. 结核

17. 骨折与脱位均具有的特殊体征是
A. 异常活动
B. 弹性固定
C. 畸形
D. 骨擦音
E. 关节盂空虚

18. 出现方肩畸形的原因是
A. 锁骨骨折
B. 上臂明显肿胀
C. 肩关节盂空虚
D. 肱三头肌撕裂伤
E. 肱骨外髁颈骨折

19. 下列哪项是骨折早期并发症
A. 血管神经损伤
B. 关节僵硬
C. 创伤性关节炎
D. 缺血性肌挛缩
E. 延迟愈合

20. 急性血源性骨髓炎最常见的致病菌是
A. 白色葡萄球菌
B. 溶血性链球菌
C. 金黄色葡萄球菌
D. 结核杆菌
E. 大肠埃希菌

【A_2 型题】

21. 李先生，30岁，体重60kg，搬运工人。因高温下劳动过久，出现大汗，未及时饮水，表现为极度口渴，口唇黏膜干燥，眼窝凹陷，尿少，应考虑患者出现哪种代谢紊乱

A. 等渗性脱水
B. 高渗性脱水
C. 低渗性脱水
D. 低钠血症
E. 低钾血症

22. 张女士，因急性腹泻出现口渴，尿少，血压偏低，应首先输入的液体是
A. 5%葡萄糖盐水
B. 10%葡萄糖溶液
C. 5%葡萄糖溶液
D. 低分子右旋糖酐
E. 5%碳酸氢钠溶液

23. 王先生，男性，42 岁。因“急性化脓性梗阻性胆管炎”急诊入院，寒战，T 41℃，P 112 次/分，BP 85/65mmHg，其休克类型为
A. 感染性休克
B. 低血容量性休克
C. 心源性休克
D. 神经源性休克
E. 过敏性休克

24. 李某，男性，28 岁。头部外伤后出现头痛、恶心，急送医院在急诊科行腰穿后，医生嘱患者去枕平卧，其主要目的是
A. 有利于脑血液循环
B. 防止脑缺血
C. 防止昏迷
D. 减轻脑膜刺激症状
E. 预防颅内压降低

25. 李小姐，20 岁。因麦氏点固定压痛，诊断为急性阑尾炎，急诊行阑尾切除术，术后 1 小时患者出现恶心、呕吐，其可能的原因为
A. 低钾血症
B. 颅内压增高
C. 等渗性脱水
D. 麻醉反应
E. 麻痹性肠梗阻

26. 李小姐，20 岁。因慢性阑尾炎入院，完善各项术前准备后，行阑尾切除术，术后第 1～2 天，T 38℃左右，最可能的原因是
A. 手术切口感染
B. 上呼吸道感染
C. 伴发肺部感染
D. 基础代谢增高
E. 组织吸收反应

27. 刘小姐，18 岁。唇周长出一疖肿，被挤压后出现寒战、高热、眼部周围红肿疼痛，应首先考虑
A. 毒血症
B. 脓血症
C. 菌血症
D. 急性蜂窝织炎
E. 海绵状静脉窦炎

28. 男性，30 岁，消防战士。双下肢及胸腹部烧伤 6 小时，BP 70/50mmHg，CVP 3cmH_2O，尿量 15ml/h，表明该患者存在
A. 血容量严重不足
B. 心功能不全
C. 血容量过多
D. 毛细血管过度收缩
E. 肾功能不全

29. 刘先生，30 岁。头部受伤后急诊入院，神志清楚，耳、鼻有血性液体流出，眼睑青肿、结膜下充血、嗅觉丧失，最可能的诊断是
A. 颅前窝骨折
B. 颅中窝骨折
C. 颅后窝骨折
D. 脑震荡
E. 硬脑膜外血肿

30. 李先生，30 岁，建筑工人。头部受伤后立即昏迷，送医院途中曾清醒，入院后再次出现昏迷，最可能的诊断是
A. 颅前窝骨折

B. 颅中窝骨折

C. 颅后窝骨折

D. 脑震荡

E. 硬脑膜外血肿

31. 王女士，40 岁，收银员。因脾气急躁，怕热、食欲亢进、消瘦、双手震颤，诊断为甲亢。1 周后行甲状腺大部切除术，术后出现最危急的并发症应是

A. 误咽、呛咳

B. 甲状腺危象

C. 声音嘶哑

D. 呼吸困难、窒息

E. 手足抽搐

32. 某社区在为居民行乳腺癌普查工作，社区护士小李在为居民做健康指导，你认为下列哪项因素不会增加乳腺癌发病的危险性

A. 年龄 40 岁以上妊娠

B. 无子女者

C. 25 岁前妊娠者

D. 肥胖与甲状腺机能低下者

E. 家族中有乳腺癌患者

33. 刘先生，28 岁，银行职员。急性化脓性阑尾炎手术后第 5 天感切口疼痛，发热、T 38.5℃，应考虑

A. 外科手术热

B. 腹部切口感染

C. 盆腔脓肿

D. 血肿吸收热

E. 肺部感染

34. 患儿，女，3 岁。头颈及右上肢不慎被开水烫伤后出现大疱，剧痛，其烧伤面积和深度为

A. 浅Ⅱ度 18%

B. 深Ⅱ度 24%

C. 浅Ⅱ度 27%

D. 浅Ⅱ度 33%

E. 深Ⅱ度 42%

35. 林小姐，18 岁，高三学生。诉近来怕热，食欲亢进，消瘦，呼吸困难。查体见：甲状腺体较大，P 105 次/分，两手颤动，对该患者应采取以下哪项治疗为宜

A. 无需特殊处理，观察病情发展

B. 口服治疗甲亢药物如卡比马唑（甲亢平）

C. 口服碘剂

D. 做术前准备，手术治疗

E. 放射治疗

36. 王先生，38 岁。不慎被汽车撞伤胸部，呼吸时可见气体进出伤口发出"嘶嘶声"，现场急救患者的首要措施是

A. 吸氧、输液

B. 镇静、止痛

C. 清创与缝合

D. 封闭胸壁伤口

E. 应用抗生素

37. 李某，男，50 岁。开胸手术后行闭式胸膜腔引流已 48 小时。水封瓶长玻璃管内的水柱波动消失，嘱患者咳嗽时水柱有波动出现，提示

A. 肺膨胀良好

B. 引流管有堵塞

C. 患侧肺不张

D. 呼吸道不通畅

E. 并发支气管胸膜瘘

38. 张先生，53 岁。站立时左小腿静脉出现隆起、迂曲，部分出现团块状，诊断为下肢静脉曲张，请问下肢静脉曲张早期的主要症状是

A. 患肢疲劳、沉重、酸胀感

B. 色素沉着

C. 溃疡形成

D. 下肢水肿

E. 曲张静脉破裂出血

39. 刘先生，26 岁，电工。近日出现尿频、尿急、尿痛，排尿突然中断，变换体位又能继续排尿，可能的诊

断是

A. 膀胱结石

B. 输尿管结石

C. 肾结石

D. 肾盂结石

E. 尿道结石

40. 王先生，56 岁，退休工人。近 2 周出现尿频、排尿困难，直肠指检触及增大的前列腺，表面光滑、质韧、中央沟变浅，初步诊断为

A. 前列腺肥大

B. 前列腺增生

C. 前列腺癌

D. 前列腺肿瘤

E. 前列腺结石

【A_3 型题】

（41～43 题共用题干）

杨先生，25 岁。因右下腹疼痛 6 小时伴恶心就诊。查体：T 38.5℃，P 90 次/分，BP 110/80mmHg，急性病容，腹平软，右下腹有固定压痛，伴明显反跳痛、肌紧张、未扪及腹部包块，无移动性浊音，肠鸣音减弱，白细胞 16.8×10^9，初步诊断为急性化脓性阑尾炎。

41. 该患者的诊断依据是

A. 右下腹痛

B. 发热

C. 右下腹有固定压痛

D. 肠鸣音减弱

E. 白细胞数升高

42. 该患者的最佳治疗方法是

A. 手术治疗

B. 卧床休息

C. 中药治疗

D. 非手术治疗

E. 抗生素治疗

43. 该患者术后早期活动的目的是

A. 促进肠蠕动恢复

B. 防止下肢静脉血栓形成

C. 防止肠黏连

D. 利于排尿

E. 防止肺不张

【A_4 型题】

（44～46 题共用题干）

患者，男性，58 岁。3 天前突然出现无痛性肉眼血尿，偶伴有小血块，无尿路刺激征，3 个月前曾出现过类似情况，用止血药后血尿停止。

44. 根据病史应首先考虑

A. 泌尿系结核

B. 膀胱肿瘤

C. 前列腺增生

D. 膀胱结石

E. 肾结石

45. 诊断此病最重要的辅助检查是

A. 膀胱镜检查

B. 膀胱造影

C. 尿细胞学检查

D. B 超检查

E. 放射性核素检查

46. 此病最重要的治疗方法是

A. 手术治疗

B. 化学疗法

C. 中药治疗

D. 放射疗法

E. 免疫治疗

（47～50 题共用题干）

患者女性，23 岁。头部外伤后昏迷 6 小时，曾呕吐 3 次。入院时测 BP 160/90mmHg，P 58 次/分，R 12 次/分。

47. 为明确诊断，应首选哪项检查

A. 头颅摄片

B. 脑电图

C. 颅脑 CT

D. 脑动脉造影

E. 脑静脉造影

48. 患者出现了颅内压增高，给予静脉滴注地塞米松 10mg，其目的是

A. 防止感染

B. 预防脑水肿

C. 降低颅内压
D. 防止休克
E. 防止应激性溃疡

49. 患者颅内压增高，静脉滴注25%甘露醇250ml，其目的是
A. 防止感染
B. 预防脑水肿
C. 降低颅内压
D. 防止休克
E. 防止应激性溃疡

50. 患者被确诊为硬脑膜外血肿，正确的治疗措施是
A. 静注呋塞米20mg
B. 快速静滴20%甘露醇250ml
C. 严密观察
D. 急诊手术
E. 静注地塞米松10mg

实践能力

【A_1型题】

51. 将10%氯化钾30ml稀释于5%葡萄糖溶液中，下列哪份稀释液量最合适
A. 200ml
B. 600ml
C. 400ml
D. 800ml
E. 1000ml

52. 静脉补充钾盐前，首先应考虑患者的
A. 血压
B. 呼吸
C. 尿量
D. 神志
E. 脉率

53. 脱水患者补液第1天，对已丧失液量的补充应是
A. 先补充1/2
B. 一次补足
C. 先补充2/3
D. 先补充1/3
E. 先补充1/4

54. 护理肾衰竭少尿期患者，下列叙述哪项正确
A. 大量补液
B. 摄入含钾食物
C. 禁用库存血
D. 及时补充钾盐
E. 加强蛋白质摄入

55. 对中心静脉压和血压均低于正常值的休克患者，应采取的措施是
A. 大量输液，加快滴速
B. 控制滴速，减慢输液
C. 暂停输液，用强心剂
D. 用升压药物
E. 人工呼吸机辅助呼吸

56. 肠内营养时，如采取分次输注法，两次间至少应间隔
A. 1小时
B. 2小时
C. 3小时
D. 4小时
E. 6小时

57. 麻醉前常规禁食的时间是
A. 5小时
B. 6小时
C. 12小时
D. 18小时
E. 24小时

58. 腹部手术后，为避免伤口疼痛最佳体位是
A. 中凹卧位
B. 端坐卧位
C. 平卧位
D. 半坐卧位
E. 俯卧位

59. 手术人员穿无菌手术衣和戴无菌手套后，其无菌区应是
A. 双肩及胸部
B. 腰以上胸背及手

C. 双手及胸、腹部
D. 双手及双上臂、腰以上前胸部
E. 双手及胸、腹、背部

60. 清点器械、敷料、缝针等应在
A. 胸、腹腔及深部手术关闭前
B. 手术开始前
C. 手术进行中
D. 手术结束后
E. 手术开始前和胸、腹腔及深部手术关闭前

61. 软组织化脓性感染，下列哪一种有接触性传染，应隔离治疗
A. 疖
B. 痈
C. 急性蜂窝织炎
D. 丹毒
E. 急性淋巴管炎和淋巴结炎

62. 烧伤患者输液期间，判断血容量是否补足的简便、可靠指标是
A. 血压
B. 脉搏
C. 体温
D. 尿量
E. 中心静脉压

63. 乳房的正确检查方法是
A. 外上、外下、内下、内上、中央各区
B. 外上、外下、内上、内下、中央各区
C. 中央、内下、内上、外上、外下
D. 外上、内上、外下、内下、中央各区
E. 外下、内下、外上、内上、中央各区

64. 胃肠减压护理，下列哪项**不正确**
A. 患者应禁食
B. 保持减压管通畅
C. 胃管堵塞禁止冲洗
D. 注意口腔护理
E. 记录吸出液的量及性质

65. 巨大肾结石碎石后为预防短时间内大量碎石突然充填输尿管，引起"石街"，碎石后应采用的体位是
A. 患侧卧位
B. 平卧位
C. 半坐位
D. 头高位
E. 头低位

66. 碎石后，要大量饮水以增加尿量，利于结石排出，成人每日尿量应保持在
A. 1000ml 以上
B. 2000ml 以上
C. 2500ml 以上
D. 3000ml 以上
E. 3500ml 以上

67. 前列腺术后 1 周内，处理**不正确**的是
A. 留置导尿管
B. 膀胱冲洗
C. 多喝水，减少尿路感染
D. 腹胀时应灌肠
E. 使用抗生素

68. 石膏固定**不正确**的护理是
A. 观察肢端血循环
B. 躯干石膏若影响呼吸应及时处理
C. 协助病员更换体位
D. 病员诉石膏型内疼痛给予止痛剂即可
E. 抬高患肢

69. 石膏绷带固定患者正确的护理措施是
A. 有伤口者应在石膏干燥后开窗
B. 手指、脚趾端应包裹在石膏内
C. 患肢平放并停止一切肢体活动
D. 石膏未干前用手掌托扶，不可留下手指压痕
E. 石膏内肢体局部疼痛时，应填塞物品衬垫

70. 骨折固定后1～2周内功能锻炼的方法是
A. 骨折部以上关节活动
B. 伤肢肌肉进行舒缩活动
C. 骨折部以下关节活动
D. 全身各部肌肉及关节活动
E. 重点关节为主的全面功能锻炼

【A_2 型题】

71. 王某，男性，40岁。诊断为感染性休克，监测 CVP18cmH_2O，BP 80/60mmHg，尿量 20ml/h，应如何处理
A. 按原滴速输液，给予利尿剂
B. 减慢输液滴速
C. 加快输液
D. 减慢输液滴速，给强心剂
E. 维持原输液滴速

72. 李某，男性，78岁。今晨在腰麻下行腹外疝高位结扎术，术后护士对其进行的护理措施哪项**不正确**
A. 术后去枕平卧4～6小时
B. 术后24小时不可下床
C. 密切观察生命体征变化
D. 颅内压较高者宜多饮水
E. 及时发现并发症

73. 张大妈，70岁。因慢性胆囊炎、胆结石需手术治疗，手术日晨护士对其进行的护理，**不正确**的是
A. 如感冒、发热应延期手术
B. 将义齿固定，防止脱落
C. 给术前用药
D. 瞩患者排尿
E. 向手术室人员介绍患者

74. 李女士，54岁。肠梗阻手术后7天，多次右下肢静脉输液，并发为血栓性静脉炎，其护理方法应禁忌的是
A. 局部硫酸镁湿热敷
B. 患肢抬高
C. 局部按摩
D. 患肢制动
E. 理疗，应用抗生素

75. 刘先生，26岁。因左脚脚心被铁锈钉刺伤，当时未做处理。1周后，患者出现张口困难，抽搐，入院诊断为“破伤风”，请问破伤风抽搐患者**不正确**的护理措施是
A. 床边常规放置抢救用品
B. 放置牙垫防止舌咬伤
C. 加床栏防止坠床
D. 各种护理操作要轻柔
E. 保持室内光线明亮

76. 李先生，36岁，石油工人。大面积烧伤急诊入院，其24小时内主要的护理措施是
A. 镇静止痛
B. 心理护理
C. 预防感染
D. 保持呼吸道通畅
E. 保证液体输入

77. 李先生，36岁，体重60kg。Ⅱ度烧伤面积50%，医嘱指示大量补液，第1天补液总量应为
A. 4500ml
B. 5400ml
C. 6000ml
D. 6500ml
E. 8000ml

78. 杨先生，67岁。进行性吞咽困难1月余，诊断为食管癌晚期，需采取化疗方法治疗，下列关于肿瘤化疗的护理叙述**不正确**的是
A. 药液必须新鲜配制
B. 药液不可溢出静脉外
C. 若出现药液外渗，应立即热敷
D. 用后的注射器和空药瓶应单独处理
E. 每周检查白细胞和血小板计数

79. 李先生，35岁。头部被汽车撞伤，需用25%甘露醇250ml静脉滴注治

疗脑水肿，下列正确的用法是
A. 缓慢滴注
B. 应在15～30分内滴完
C. 应在40～60分内滴完
D. 应在70～90分内滴完
E. 速度快慢不影响疗效

80. 李先生，35岁。头部被汽车撞伤后，出现颅内压增高表现，请问患者每日输液量应**不超过**
A. 1000ml
B. 1500ml
C. 2000ml
D. 2500ml
E. 3000ml

81. 李先生，35岁。头部被汽车撞伤，有脑脊液耳、鼻外漏，下列处理哪项**不正确**
A. 应用抗生素
B. 忌腰穿
C. 冲洗消毒后用棉球堵塞
D. 禁擤鼻涕
E. 床头抬高15°～30°

82. 某女士，27岁。甲状腺次全切除术后4小时，突感呼吸困难，颈部肿胀，口唇发绀，紧急处理第一步应
A. 吸氧
B. 气管切开
C. 注射呼吸兴奋剂
D. 请麻醉医师插管
E. 立即拆开颈部缝线，去除血块

83. 张女士，40岁。今晨在复合麻醉下行甲状腺大部切除术，术中不慎将甲状旁腺误切，引起抽搐发作，此时应该遵医嘱使用
A. 10%葡萄糖溶液
B. 10%葡萄糖酸钙溶液
C. 安定
D. 肾上腺皮质激素
E. 吸氧

84. 刘女士，30岁。因乳腺癌做根治术，经化疗2周后出院，出院前进行的健康指导中，哪项对预防复发最重要
A. 加强营养
B. 参加体育活动增强体质
C. 5年内避免妊娠
D. 经常自查乳房
E. 定期来院复查

85. 李婆婆，70岁。近3日无排便、排气，腹胀，腹痛，呕吐，诊断为肠梗阻，此时作为护士，最重要的是了解
A. 肠梗阻的原因
B. 肠梗阻的部位
C. 肠梗阻的程度
D. 肠梗阻是否发生绞窄
E. 肠梗阻的进程

86. 李先生，50岁。胃大部切除术后行胃肠减压，术后第2天患者要求将胃管拔除，请问拔管的指征是
A. 体温正常
B. 腹胀消失
C. 肠鸣音恢复
D. 食欲增加
E. 肛门排气

87. 王先生，50岁。胃大部切除术后10小时，患者正在静脉输液，突然出现面色苍白，四肢湿冷，脉搏细速，胃肠减压瓶内有600ml鲜红色液体，护士首先应采取的措施
A. 急查血常规
B. 经胃管注入去甲肾上腺素
C. 患者平卧，加快输液速度
D. 静脉滴注止血剂
E. 配血，做好术前准备

88. 王先生，40岁。行大隐静脉曲张剥脱术，护士对其进行健康指导**不正确**的是
A. 做足趾伸屈运动

B. 弹力绷带包扎患肢
C. 术后 3～4 天方可下床活动
D. 患肢抬高 30cm
E. 弹力绷带维持 2 周方可拆除

89. 许先生，71 岁。前列腺摘除术后使用气囊导尿管压迫止血。护士进行膀胱冲洗时，**不正确**的护理措施是
A. 密闭式持续膀胱冲洗
B. 冲洗液用无菌生理盐水
C. 每次冲洗量 200～300ml
D. 注入止血药后夹管 30 分钟
E. 记录冲洗量和排出量

90. 刘先生，65 岁。因前列腺增生造成排尿困难，尿潴留，已 15 小时未排尿。目前正确的护理措施是
A. 让患者坐起排尿
B. 让患者听流水声
C. 用温水冲洗会阴部
D. 热敷下腹部
E. 行导尿术

【A_3 型题】

（91～93 题共用题干）

刘先生，75 岁。双侧腹股沟肿块突出 3 年余，既往有“老年慢性支气管炎”多年。拟诊为双侧腹股沟斜疝入院，在硬膜外麻醉下行双侧腹股沟斜疝高位结扎术。

91. 术后血压平稳，护士安置患者的体位是
A. 平卧位
B. 平卧位，膝下垫枕
C. 半卧位
D. 斜坡卧位
E. 侧卧位

92. 术后第 2 天，患者出现咳嗽、咳痰，此时护理措施中哪项**不正确**
A. 注意保暖
B. 咳嗽时双手压迫伤口
C. 应用止咳药物
D. 应用抗生素
E. 取半卧位

93. 为预防疝复发，健康教育中哪项最重要
A. 3 个月内避免重体力劳动
B. 平衡饮食
C. 注意保暖、预防感冒
D. 门诊随诊
E. 适当锻炼身体

【A_4 型题】

（94～97 题共用题干）

凌某，女，38 岁。胸部外伤，出现呼吸困难，发绀。体检发现胸壁有一约 2cm 长开放性伤口，随呼吸伤口处发出“嘶嘶”声响，考虑为开放性气胸，医生立即行胸腔闭式引流术。

94. 目前最主要的护理问题是
A. 气体交换受损
B. 心排血量减少
C. 焦虑/恐惧
D. 自我形象紊乱
E. 皮肤受损

95. 胸腔闭式引流的装置哪项**不正确**
A. 锁骨中线第 2 肋间插管
B. 长玻璃管口在水面下 3cm
C. 短玻璃管与大气相通
D. 整个装置均需密闭
E. 水封瓶距离引流口 30cm

96. 护士在巡视病房时发现引流管连接处脱开，应立即采取的措施是
A. 更换胸腔引流管
B. 夹闭胸腔引流管近端
C. 重新连接引流管
D. 拔除胸腔引流管
E. 通知医生等待处理

97. 护士在护理胸腔闭式引流时，下列**不正确**的是
A. 为保持管道密闭，水封瓶的长管应置在液面下 3～4cm
B. 引流瓶放置应低于胸腔引流口 60cm 以上
C. 保持引流管通畅

D. 鼓励患者经常深呼吸与咳嗽

E. 24 小时引流液少于 100ml 可拔除引流管

（98～100 题共用题干）

刘先生，45 岁。因车祸致左大腿疼痛，肿胀，局部皮肤淤斑、畸形，功能障碍。急送医院，经 X 线检查后确诊为股骨干骨折，行持续骨牵引术。

98. 该患者大腿行石膏绷带包扎后 1 小时，出现脚趾剧痛，苍白发凉，足背动脉搏动减弱，应首先采取的措施是

A. 注意保暖

B. 抬高患肢

C. 给予止痛药

D. 做下肢被动活动

E. 适当松解石膏绷带

99. 护士在对患者进行骨牵引护理时**不正确**的做法是

A. 床尾或床头抬高15～30cm

B. 牵引针不可左右移动

C. 去除牵引针孔的血痂

D. 维持肢体在整复或固定的位置

E. 鼓励患者功能锻炼

100. 为了防止牵引过度，应采取下列哪项措施

A. 将患者床头或床尾抬高 15～30cm

B. 皮肤牵引处注意皮肤护理

C. 防止牵引针左右移动

D. 定时测定肢体长度

E. 骨牵引针孔，每天 1～2 次用 70%酒精滴入

【参考答案】

1～5 ECDAA	6～10 BEEBB	11～15 DDCBC	16～20 DCCAC
21～25 BAAED	26～30 EEAAE	31～35 DCBAD	36～40 DAAAB
41～45 CACBA	46～50 ACBCD	51～55 ECACA	56～60 BCDDE
61～65 DDACA	66～70 BDDDB	71～75 DDBCE	76～80 EDCBC
81～85 CEBCD	86～90 ECCCE	91～95 BEAAE	96～100 BEECD

（谢 冰）

模拟练习二

专业实务

【A_1 型题】

1. 低渗性缺水常无

A. 缺水

B. 缺钠

C. 口渴感

D. 血容量减少

E. 少尿

2. 低钾血症可致代谢性碱中毒，但尿却呈

A. 中性

B. 碱性

C. 酸性

D. H^+ 排出减少

E. K^+ 排出增多

3. 低钾血症时，静脉补钾要求尿量超过

A. 20ml/h

B. 30ml/h

C. 40ml/h

D. 50ml/h

E. 60ml/h

4. 休克最基本的病理生理改变为

A. 有效循环血容量锐减和组织灌注

不足
B. 有效循环血容量锐减和微循环障碍
C. 微循环障碍和代谢障碍
D. 组织灌注不足和细胞受损
E. 微循环障碍和组织灌注不足

5. 厌氧菌感染的脓液特点是
A. 脓液稠厚，黄色无臭味
B. 稀薄，淡红色
C. 绿色，有霉腥味
D. 灰白，无臭味
E. 有特殊恶臭味

6. 软组织化脓性感染中有接触传染性的是
A. 丹毒
B. 疖
C. 急性蜂窝织炎
D. 痈
E. 急性淋巴结炎

7. 发生破伤风梭菌感染是由于
A. 吃了破伤风梭菌污染食物
B. 劳动时污泥污染了皮肤
C. 破伤风患者污染了空气造成疾病传播
D. 受伤后破伤风梭菌侵入到伤口内
E. 因为局部扭伤

8. 皮肤的多数相邻毛囊和皮脂腺的急性化脓性炎症称为
A. 疖
B. 痈
C. 丹毒
D. 急性蜂窝织炎
E. 急性淋巴管炎

9. 手术后早期，患者腹胀的主要原因是
A. 胃肠功能受抑制
B. 血液内气体弥散到肠腔内
C. 麻痹性肠梗阻
D. 组织代谢产生气体
E. 细菌代谢产生气体

10. 术后3～6日的发热。可能原因是
A. 代谢异常
B. 低血压
C. 外科手术热
D. 输血反应
E. 感染

11. 中国九分法计算烧伤面积，哪项是正确的
A. 头、颈、面各4%
B. 躯干为26%
C. 双臂为5%
D. 双下肢为46%
E. 成年女性双足为9%

12. 深Ⅱ度烧伤的深度是
A. 深至皮肤角质层
B. 达真皮浅层
C. 深至皮肤生发层
D. 皮下组织浅层
E. 伤及真皮深层

13. 关节受外力作用，发生异常扭转所致的损伤为
A. 挫伤
B. 挤压伤
C. 扭伤
D. 裂伤
E. 擦伤

14. 烧伤后引起休克的最主要原因是
A. 创面剧烈疼痛
B. 精神刺激
C. 大量水分蒸发
D. 大量血浆自创面外渗和渗向组织间隙
E. 大量组织坏死分解产物吸收

15. 肿瘤化疗患者出现下列哪项反应，就必须停药
A. 呕吐频繁
B. 白细胞计数＜3×10^9/L（3000/mm^3）
C. 严重秃发
D. 血小板计数10×10^9/L（10万/mm^3）

E. 腹泻

16. 区别结节是囊肿性或实体性，最简单的检查

A. ^{131}I扫描

B. B超

C. X线

D. ECT

E. CT

17. 急性乳腺炎的主要病因

A. 局部抵抗力下降

B. 乳汁淤积

C. 哺乳过多

D. 乳头畸形

E. 乳头皲裂

18. 急性乳腺炎的主要致病菌是

A. 金黄色葡萄球菌

B. 溶血性链球菌

C. 大肠埃希菌

D. 铜绿假单胞菌

E. 变形杆菌

19. 可闻及胸壁伤口处有气体出入声音的损伤是

A. 多根肋骨骨折

B. 闭合性气胸

C. 开放性气胸

D. 张力性气胸

E. 损伤性血胸

20. 下列哪项**不是**腹膜炎患者采用半卧位的目的

A. 利于渗液积聚于盆腔

B. 利于腹肌松弛，以减轻疼痛

C. 防止下肢静脉血栓形成

D. 利于炎症局限及引流

E. 利于呼吸及循环

21. 下列哪项是原发性腹膜炎的病因

A. 手术时腹腔被污染

B. 病原菌经血行播散到腹膜

C. 阑尾炎症扩散

D. 胃肠道穿孔

E. 肝破裂

【A_2 型题】

22. 李先生，56岁，下肢严重挤压伤后发生急性肾衰竭，少尿期不可能出现的是

A. 尿比重低

B. 低钾血症

C. 低钠血症

D. 代谢性酸中毒

E. 氮质血症

23. 某患者，男性，36岁，因急性腹泻出现口渴、尿少、血压偏低。应首先输入的液体是

A. 5%葡萄糖溶液

B. 10%葡萄糖溶液

C. 平衡盐溶液

D. 5%碳酸氢钠溶液

E. 鲜血

24. 女性，80岁，胃大部切除术后，腹胀明显，禁食，肺部感染，需肠外营养支持，在选择肠外营养输注途径即经中心静脉还是周围静脉时，最主要的决定因素是

A. 患者的基础疾病

B. 病房的护理条件

C. 患者的依从性

D. 患者的经济条件

E. 肠外营养支持的量和天数

25. 患者女性，12岁，口底蜂窝织炎3天，伴高热，乏力、头痛、全身不适，医生决定切开引流，其目的是为预防

A. 败血症

B. 呼吸困难

C. 吞咽困难

D. 脓毒症

E. 感染性休克

26. 患者女性，20岁，上唇疖，因用力挤压后出现眼部及其周围组织的进行性红肿，寒战、发热、头痛、呕吐。应考虑

A. 脑脓肿
B. 全身感染
C. 急性蜂窝织炎
D. 颅内感染
E. 脓毒症

27. 患者女性，50 岁，1 年前因右乳腺癌行根治性手术，近 1 个月出现肿瘤骨转移可能，现患者出现悲伤、沉默寡言、黯然泪下、不听劝告，不遵医嘱，甚至有自杀倾向，说明其心理反应为
A. 震惊期
B. 否认期
C. 愤怒期
D. 磋商期
E. 抑郁期

28. 陈某，男性，36 岁，甲状腺大部分切除术后出现饮水呛咳，发音时音调无明显改变，可能的原因是
A. 气管塌陷
B. 伤口内出血
C. 单侧喉返神经损伤
D. 喉上神经内侧支损伤
E. 喉上神经外侧支损伤

29. 女性，45 岁。3 个月前无意中发现左侧乳房有一小指头大小的无痛性肿块，近 1 个月来肿块逐渐增大，故来院就诊。体检：左侧乳房可扪及一 3cm×2cm 大小的肿块，边界不清，表面不甚光滑，活动度尚可；患侧乳头内陷（为近期出现）；同侧腋窝可扪及两个散在、可推动的淋巴结。初步怀疑为乳腺癌。下列哪项检查对确诊最有价值
A. 乳房钼靶 X 线检查
B. B 型超声波
C. 近红外线扫描
D. 乳腺导管造影
E. 活组织病理检查

30. 男性，32 岁。急性腹膜炎手术后 1 周，体温升高至 38℃，伴腹泻、里急后重。下列检查最有意义的是
A. 内镜检查
B. 腹部 X 线平片
C. 大便常规化验
D. 腹腔穿刺术
E. 直肠指检

31. 患者，男性，20 岁。因车祸撞伤右上腹部，表现为腹腔内出血症状，同时伴有明显的腹膜刺激征。考虑是
A. 脾破裂
B. 肝破裂
C. 肾破裂
D. 胃穿孔
E. 胆囊穿孔

32. 患者，男性，25 岁。因车祸撞伤腹部，自觉腹痛难忍，伴恶心、呕吐。腹透示膈下游离气体，拟诊为空腔脏器穿孔。以下最有诊断价值的是
A. 腹膜刺激征
B. 肠鸣音消失
C. 腹腔穿刺抽出混浊液体
D. 白细胞计数增高
E. 感染中毒症状

33. 男性，36 岁，因急性阑尾炎穿孔行“阑尾切除术”。术后 5 天，感腹部持续性胀痛，伴恶心呕吐，未排便排气。体检：全腹膨胀，肠鸣音消失，未触及腹部肿块。腹部 X 线片检查见小肠及结肠均有大量充气及气液平面。对于该患者的处理，最适宜的是
A. 立即剖腹探查
B. 口服钡剂全胃肠道透视
C. 腹腔穿刺，灌洗
D. 钡剂灌肠
E. 胃肠减压及支持疗法

34. 患者，男性，45 岁。近 3 个月来排

便次数增多，每天 3～4 次，黏液脓血便，有里急后重感，首选有助于确诊的检查方法是
A. B超
B. X线钡剂灌肠
C. 直肠指检
D. 纤维结肠镜
E. 血清癌胚抗原

35. 患者，女性，46 岁，以右上腹疼痛，并向右肩背部放射急诊入院，初步诊断为急性胆囊炎，以下哪项是引起急性胆囊炎最主要的原因
A. 胆囊结石
B. 严重创伤
C. 胆道蛔虫
D. 胆囊管扭转
E. 胆管狭窄

36. 患者男性，34 岁，因慢性胆囊炎在门诊预约进行胆囊造影检查，护士为其讲解检查的方法，下列**错误**的是
A. 检查前一日中午进高脂肪餐，使胆囊排空
B. 检查前一日晚餐进无脂肪、低蛋白、高糖
C. 检查当日早餐进清淡饮食，可少量饮水
D. 晚餐后口服造影剂，禁食、禁烟至次日晨
E. 第一次摄片如胆囊显影良好则进高脂肪餐，30 分钟后再摄片

37. 男性，45 岁，10 年前有乙型肝炎病史，因呕血、黑便，伴头晕出冷汗而入院，经治疗后出血停止，但出现低蛋白血症和腹水，经常 SGPT 升高，择期手术治疗的最主要目的是
A. 减轻肝性脑病
B. 纠正血小板减少
C. 预防腹水并发感染
D. 防治食管胃底静脉破裂出血
E. 治疗顽固性腹水

38. 女性，48 岁，踝部轻度肿胀，色素沉着，久站后出现酸胀，小腿有迂回的静脉团，诊断为原发性大隐静脉曲张，Perthes 试验阴性；宜采取的治疗方案是
A. 使用弹力绷带包扎
B. 局部注射硬化剂
C. 曲张静脉与深静脉吻合
D. 大隐静脉瓣膜成形术
E. 大隐静脉高位结扎加分段剥脱术

39. 患者男性，40 岁。下肢静脉曲张，平卧抬高下肢待静脉不充盈，在大腿根部扎一止血带，然后站立 30 秒不充盈，放开止血带，曲张静脉迅速由上而下充盈，说明
A. 交通支瓣膜功能不全
B. 小隐静脉瓣膜功能不全
C. 下肢深静脉阻塞
D. 大隐静脉瓣膜功能不全
E. 下肢深静脉瓣膜功能不全

40. 男性患者，58 岁。近期出现间歇性无痛性肉眼血尿，为了查清病情，首选哪项检查为宜
A. 尿路平片
B. 静脉肾盂造影
C. CT
D. 膀胱镜检查
E. MRI

41. 男性患者，35 岁。右腰部撞伤后 1 小时就诊，医生怀疑为肾损伤，嘱 2 日内严密观察病情变化。目前哪项观察内容不甚重要
A. 血压、脉搏、呼吸
B. 血尿情况
C. 疼痛的部位及程度
D. 腰、腹部肿块大小
E. 体温变化

42. 男性患者，突发左上腹部、腰部剧痛，呈阵发性，向同侧下腹部、外生殖器及股内侧放射，伴有恶心、呕吐、面色苍白及冷汗。2 小时后化验尿常规，每高倍镜下红细胞 5～8 个。该患者最可能为
A. 肾、输尿管结石
B. 尿道结石
C. 膀胱结石
D. 肾盂癌
E. 膀胱癌

43. 某患者，前臂行石膏绷带包扎后 1 小时，自觉手指麻木剧痛，护士观察见手指发凉、发绀，主动活动不能。最可能的原因是
A. 室内温度过低
B. 石膏绷带包扎过紧
C. 神经损伤
D. 体位不当
E. 静脉损伤

44. 某患者，因腰腿痛疑为腰椎间盘突出症，做下列哪项检查更有助于确诊
A. CT
B. X线
C. B超
D. 造影
E. 血常规

45. 女，65 岁，跌倒后臀部着地，当即腰部疼痛，不能活动，首选的检查方法
A. X线片
B. CT
C. MRI
D. 超声检查
E. 核素扫描

【A_3 型题】

（46～47 题共用题干）

男性，55 岁。拟诊断直肠癌，半年体重明显减轻，食欲差，准备手术治疗。

46. 患者拟施行的手术属于
A. 急症手术
B. 限期手术
C. 择期手术
D. 紧急手术
E. 普通手术

47. 术前准备中，**不恰当**的一项是
A. 术前练习并掌握深呼吸运动
B. 补充热量和膳食纤维
C. 术前指导患者床上活动的方法
D. 预防性应用抗生素
E. 术前 1 天做好肠道准备

【A_4 型题】

（48～50 题共用题干）

患者，男性，32 岁。胸部外伤致右侧第 5 肋骨骨折并发气胸，呼吸极度困难，发绀，出冷汗。检查：BP 80/60mmHg，气管向左移位，右胸廓饱满，叩诊呈鼓音，呼吸音消失，颈部有广泛皮下气肿等。医生采用胸腔闭式引流治疗。

48. 造成患者气胸的主要原因是
A. 支气管破裂
B. 肋骨骨折
C. 肺破裂
D. 肺泡破裂
E. 心包破裂

49. 考虑该患者发生了
A. 张力性气胸
B. 闭合性气胸
C. 开放性气胸
D. 混合性气胸
E. 血气胸

50. 该患者的引流瓶应低于胸壁引流口多少厘米
A. 10～20cm
B. 30～50cm
C. 60～100cm
D. 80～120cm
E. 100～150cm

实践能力

【A_1 型题】

51. 胰头癌最早出现的症状是
A. 进行性黄疸
B. 柏油样便
C. Charcot 三联征
D. 上腹饱胀不适
E. 进行性消瘦

52. 休克补液治疗中，循环灌注改善与否的重要判断指标是
A. 血压回升
B. 皮肤红润
C. 尿量增加
D. 呼吸、脉搏减慢
E. 肢端温暖

53. 失血性休克，补液应首选
A. 新鲜全血
B. 平衡盐液
C. 血液制品
D. 新鲜血浆
E. 5%葡萄糖液

54. 在休克治疗中，应用血管扩张剂前应注意
A. 控制感染
B. 纠正水电解质失衡
C. 控制原发病
D. 补足血容量
E. 采用休克体位

55. 为缓解局麻药在硬膜外的吸收并延长其作用时间，局麻药中最常添加
A. 麻黄碱
B. 多巴胺
C. 甲氧氯普胺
D. 肾上腺素
E. 去甲肾上腺素

56. 择期手术，成年患者术前常规禁饮食的时间是
A. 禁食 6 小时，禁饮 4 小时
B. 禁食 8 小时，禁饮 4 小时
C. 禁食 12 小时，禁饮 4 小时
D. 禁食 12 小时，禁饮 8 小时
E. 禁食 24 小时，禁饮 12 小时

57. 腹部手术后开始进流质饮食的时间是
A. 腹痛消失后
B. 患者有食欲时
C. 恶心呕吐消失后
D. 肛门排气后
E. 体温降至 37.5℃

58. 最简单而有效的预防术后肺不张的方法是
A. 吸氧
B. 应用有效抗生素
C. 应用祛痰药物
D. 雾化吸入
E. 鼓励患者深呼吸、有效咳嗽和排痰

59. 施行颈、胸部手术后的患者宜采取的体位是
A. 头高脚低斜坡卧位
B. 高半坐卧位
C. 低坐卧位
D. 平卧位
E. 侧卧位

60. 上腹部术后 6 天出现顽固性呃逆，应警惕的是
A. 切口感染
B. 肺不张
C. 膈下感染
D. 急性胃扩张
E. 肠梗阻

61. 脓性指头炎若不及时处理可发生
A. 甲沟炎
B. 骨坏死骨髓炎
C. 急性化脓性腱鞘炎
D. 化脓性滑囊炎
E. 腕下垂

62. 创面肉芽组织鲜红，硬实，分泌物不多，触之易出血，换药时应用
A. 5%氯化钠溶液湿敷

B. 0.1%依沙吖啶（雷佛奴尔）液湿敷
C. 凡士林油纱布覆盖
D. 红外线局部照射
E. 2%硝酸银烧灼

63. 当前对多数肿瘤早期最好的治疗方法是
A. 手术疗法
B. 放射疗法
C. 化学药物疗法
D. 中医中药疗法
E. 免疫疗法

64. 颅内压增高时不宜采取的措施是
A. 脱水利尿
B. 控制癫痫发作
C. 冬眠低温疗法降温
D. 强制约束躁动不安者
E. 低压小量灌肠解除便秘

65. 关于食管癌术前护理措施错误的是
A. 术前应纠正营养不良
B. 因是食管手术，无需戒烟
C. 每日刷牙、漱口，保持口腔清洁
D. 嘱患者术前练习深呼吸
E. 教会患者有效咳痰方法

66. 绞窄性疝与嵌顿性疝的主要区别是
A. 疝块的大小
B. 疝内容物有无血运障碍
C. 是否出现肠梗阻
D. 疝块有无压痛
E. 疝内容物能否回纳

67. 腹股沟斜疝术后伤口压沙袋和用丁字带托起阴囊的目的是
A. 防止切口裂开
B. 防止阴囊血肿
C. 防止切口感染
D. 防止术后复发
E. 防止切口出血

68. 胃大部切除后第 1 日应注意观察的并发症是
A. 吻合口破裂
B. 吻合口出血
C. 吻合口梗阻
D. 十二指肠残端瘘
E. 倾倒综合征

69. 十二指肠残端破裂常发生于
A. 迷走神经切断术后
B. 毕Ⅰ式胃大部切除术后
C. 毕Ⅱ式胃大部切除术后
D. 幽门成形术后
E. 高选择性胃迷走神经切断术后

70. 瘢痕性幽门梗阻最突出的临床表现是
A. 上腹部胀痛
B. 上腹部膨胀
C. 营养不良
D. 大量呕吐宿食
E. 便秘

71. 阑尾切除术后 4 天，切口疼痛明显，体温升高，最可能的是
A. 肠粘连
B. 切口感染
C. 肺部感染
D. 膈下感染
E. 术后吸收热

72. 直肠癌最常见的临床症状是
A. 直肠刺激症状
B. 肠梗阻症状
C. 黏液血便
D. 会阴部持续性剧痛
E. 贫血

73. Charcot 三联征是指
A. 胆绞痛、发热、寒战
B. 胆绞痛、黄疸、呕吐
C. 发热、寒战、黄疸
D. 胆绞痛、发热、黄疸
E. 高热、呕吐、腹泻

74. 患者出现雷诺五联征表明患有
A. 胆总管结石
B. 急性胆囊炎
C. 肝内胆管结石

D. 急性梗阻性化脓性胆管炎
E. 胆管结石

【A_2 型题】

75. 患者孙先生，32 岁，拟接受会阴部手术，其体位应安置于
A. 俯卧位
B. 膀胱截石位
C. 侧卧位
D. 半坐位
E. 平卧位

76. 张医生在手术过程中不慎被缝针刺破手套，正确的做法是
A. 用 5%碘伏擦拭
B. 更换手套
C. 重新洗手更换手套
D. 用 75%乙醇消毒
E. 中止手术

77. 患者女性，36 岁，胃大部切除术后 5 天，切口疼痛，发热 38.5℃。应考虑
A. 外科热
B. 腹部切口感染
C. 盆腔脓肿
D. 肺部感染
E. 膈下脓肿

78. 患者男性，42 岁，前臂外伤手术缝合后 5 天，局部伤口红肿、疼痛，触之有波动感，体温 39℃，伤口换药时哪项**不妥**
A. 及时拆除缝线，充分引流
B. 伤口应每天换药一次
C. 正确应用抗菌药及引流物
D. 清洁伤口、清除坏死组织
E. 伤口应每 2～3 天换药 1 次

79. 患者男性，21 岁，左小腿被钝性暴力打击，形成闭合性损伤，其局部处理下列哪项是**错误**的
A. 局部制动
B. 抬高患肢
C. 血肿加压包扎
D. 早期局部热敷
E. 预防感染

80. 患者女性，68 岁，因颅内压增高，头痛逐渐加重，行腰椎穿刺脑脊液检查后突然呼吸停止，双侧瞳孔 2mm，以后逐渐散大，血压下降，该患者可能出现
A. 小脑幕切迹疝
B. 枕骨大孔疝
C. 大脑镰下疝
D. 脑干缺血
E. 脑血管意外

81. 患儿，男性，10 岁，自小久站或行走后，右侧阴囊肿大，平卧或用手上顶，肿块消失，常闻肠鸣音，透光试验（—），可诊断：
A. 斜疝
B. 直疝
C. 股疝
D. 睾丸肿瘤
E. 交通性睾丸鞘膜积液

82. 患者女性，60 岁，有溃疡病史 10 余年。突然出现呕血约 500ml，伴有黑便，急诊入院。查体：神志清楚，BP 100/60mmHg，P 110 次/分。以下护理措施中正确的是
A. 平卧位，头部略抬高
B. 三腔二囊管压迫止血
C. 呕吐时头偏向一侧，防止误吸和窒息
D. 快速滴入血管加压素
E. 暂时给予流质饮食

83. 患者，女性，50 岁，胃大部切除术后 2 周，患者进食 10～20 分后出现上腹饱胀、恶心、呕吐、头晕、心悸、出汗、腹泻等。应考虑并发为
A. 吻合口炎症
B. 吻合口梗阻
C. 倾倒综合征

D. 低钾血症

E. 代谢性酸中毒

84. 患者，女性，45 岁。因餐后出现右上腹疼痛而入院，诊断为胆囊结石，应忌食

A. 蛋白食物

B. 纤维食物

C. 高热量食物

D. 油腻食物

E. 高维生素食物

85. 男性，42 岁，下肢静脉曲张术后第 2 天，错误的护理措施是

A. 弹力绷带包扎 2 周后拆除

B. 鼓励患者下地行走

C. 卧床时抬高患肢以利静脉回流

D. 绝对卧床

E. 卧床期间指导患者做足部伸屈和旋转运动

86. 某患者左尺骨中段骨折行钢板内固定术后 3 周，此时指导患者进行功能锻炼应以下列哪项为主

A. 以左前臂肌肉舒缩活动为主

B. 以全身功能锻炼为主

C. 以左腕、肘关节功能锻炼为重点

D. 以右上肢功能锻炼为重点

E. 以左上臂功能功能锻炼为重点

【A_3 型题】

（87～89 题共用题干）

某女，32 岁，患原发性甲亢。入院后在清晨未起床前测患者脉率 108 次/分，血压 140/80mmHg，拟在完善术前准备后，择期行甲状腺大部切除术。

87. 按简便公式计算，该患者的基础代谢率（BMR）为

A. 50％

B. 57％

C. 107％

D. 137％

E. 170％

88. 术前服用碘剂的作用是

A. 抑制甲状腺素合成

B. 对抗甲状腺素作用

C. 促进甲状腺素合成

D. 抑制甲状腺素释放

E. 减少促甲状腺激素分泌

89. 下列未达到手术前准备标准的是

A. BMR＜＋30％

B. 脉率＜90 次/分

C. 睡眠好转

D. 体重增加

E. 甲状腺体缩小变硬

【A_4 型题】

（90～93 题共用题干）

男性，20 岁，被汽车撞击左上腹后收住入院。住院期间腹部偶有胀痛，生命体征正常。2 天后因用力排便，突然出现腹痛、面色苍白、出冷汗；体温 37.5℃，脉搏 120 次/分，血压 80/60mmHg，腹部有明显压痛、反跳痛和移动性浊音；腹腔穿刺抽出不凝固血液。

90. 应考虑为

A. 脾破裂

B. 肠穿孔

C. 胰破裂

D. 肾破裂

E. 胃穿孔

91. 此时该患者最重要的护理诊断是

A. 焦虑

B. 疼痛

C. 体液不足

D. 体温升温

E. 有感染的危险

92. 目前对该患者应达到的主要护理目标是

A. 腹痛减轻

B. 无感染发生

C. 焦虑减轻

D. 体温接近正常

E. 血压平稳，维持每小时尿量 40ml 以上

93. 若对该患者行扩充血容量治疗时，

首先应输入
A. 5%葡萄糖溶液
B. 平衡盐溶液
C. 生理盐水
D. 10%葡萄糖溶液
E. 全血

（94～97 题共用题干）

某女，31 岁。行胆总管切开取石、T 管引流术后第 10 日，T 管引流液每天 200ml 左右。无腹胀、腹痛，手术切口已拆线。体检示：皮肤及巩膜黄疸逐渐消退，T 36.5℃，P 80 次/分，BP 105/60mmHg。

94. 根据患者术后时间及病情，可考虑
A. 拔除 T 管
B. 带 T 管出院
C. 继续保留 T 管 1 周
D. 继续保留 T 管 2 周
E. 继续保留 T 管 3 周

95. 拔除 T 管前应试行夹管
A. 12 小时
B. 24 小时
C. 2～3d
D. 4～5d
E. 7d

96. 拔除 T 管后应重点观察有无下列哪项并发症
A. 肠瘘
B. 胰瘘
C. 胆瘘
D. 胃瘘
E. 腹腔脓肿

97. 对该患者的健康教育重点为
A. 定期随访
B. 活动量指导
C. 休息时间安排
D. 饮食指导
E. 注意腹壁切口的愈合

（98～100 题共用题干）

患者，男性，32 岁，原有腰骶部疼痛 6 个月病史，今晨抬重物时突然出现腰疼伴左下肢放射痛。体检：L_4～L_5 棘突旁明显深压痛，小腿外侧针刺觉减退，跟腱反射正常。

98. 根据病史，该患者诊断为
A. 急性腰扭伤
B. 腰椎骨折
C. 腰椎间盘突出
D. 腰肌劳损
E. 骨质增生

99. 若患者行手术治疗，术后第 1 天应进行下列哪项功能锻炼
A. 下床活动
B. 腰背肌锻炼
C. 直腿抬高练习
D. 股四头肌等长收缩
E. 深吸气

100. 该患者出院后最重要的健康教育是
A. 腰背肌锻炼
B. 避免弯腰活动
C. 全身功能锻炼
C. 避免佩带腰围
E. 多做直腿抬高练习

【参考答案】

1～5 CCBAE	6～10 ADBCE	11～15 DECDB	16～20 BBACC
21～25 BBCEB	26～30 DEDEE	31～35 BCEDA	36～40 CDEDD
41～45 EABAA	46～50 BEBAC	51～55 DCBDD	56～60 CDEBC
61～65 BCADB	66～70 BBBCD	71～75 BCDDB	76～80 BBEDB
81～85 ACCDD	86～90 CBDAA	91～95 CEBAC	96～100 CDCCA

（申飘扬）

模拟练习三

专业实务

【A_1 型题】

1. ARDS 的病理生理变化是
A. 肺血管通透性增加
B. 肺顺应性增加
C. 低氧血症
D. 肺泡表面活性物质增多
E. 肺间质和肺泡水肿

2. 关于原发性甲亢下列哪项正确
A. 原发性甲亢较继发性甲亢少见
B. 又称突眼性甲状腺肿
C. 原发性甲亢指在甲状腺肿大以后，再出现甲亢症状
D. 发病年龄多在 60 岁以上
E. 容易发生心肌损害

3. 心肺复苏时，胸外心脏按压的频率为
A. 60 次/分
B. 70 次/分
C. 80 次/分
D. 90 次/分
E. 至少 100 次/分

4. 单纯性甲状腺肿实验室检查结果是
A. T_3. T_4 升高，TSH 降低
B. T_3. T_4 降低，TSH 升高
C. T_3. T_4 升高，TSH 正常
D. T_3. T_4 降低，TSH 正常
E. T_3. T_4 正常，TSH 正常

5. 下列哪一种是闭合性损伤
A. 擦伤
B. 刺伤
C. 挫伤
D. 切割伤
E. 裂伤

6. 成人头颈面占人体体表总面积的
A. 3%
B. 6%
C. 9%
D. 12%
E. 15%

7. 大肠癌最常见的转移方式为
A. 直接浸润
B. 血行转移
C. 淋巴转移
D. 种植播散
E. 胎盘垂直转移

8. 肢体抬高试验阳性是指
A. 下肢先抬高 30°，后下垂，肤色由白变紫为阳性
B. 下肢先抬高 30°，后下垂，肤色由黄变白为阳性
C. 下肢先抬高 70°～80°，持续 60 秒，若出现麻木、疼痛、苍白或蜡黄色者为阳性
D. 下肢先抬高 45°，后下垂，肤色由红变白、黄为阳性
E. 下肢先抬高 60°，后下垂，肤色由黄变红为阳性

9. 伤口或病灶近侧皮肤出现“红线”并有压痛的是
A. 静脉炎
B. 动脉炎
C. 丹毒
D. 淋巴结炎
E. 管状淋巴管炎

10. 下列哪项对诊断胃肠道穿孔最有价值
A. 腹痛
B. 腹膜刺激征
C. 肠鸣音消失
D. 移动性浊音
E. 膈下游离气体

11. 急性乳房炎最常见于
A. 妊娠期妇女
B. 多产妇哺乳期
C. 初产妇妊娠期

D. 多产妇妊娠期
E. 初产妇哺乳期

12. 单纯性肠梗阻与绞窄性肠梗阻的主要区别是
A. 梗阻的病因
B. 梗阻的时间
C. 梗阻的严重程度
D. 肠管壁有无血运障碍
E. 有无并发症

13. 混合痔是指
A. 同时存在内痔和外痔
B. 两个以上内痔
C. 两个以上外痔
D. 齿状线上、下静脉丛互相吻合而成
E. 痔与肛裂同时存在

14. 腹外疝最常见的疝内容物是
A. 大网膜
B. 小肠
C. 结肠
D. 膀胱
E. 阑尾

15. 按组织学分类，在我国原发性肝癌哪种类型最常见
A. 肝细胞型
B. 肝管细胞型
C. 混合型
D. 弥漫性
E. 巨块型

16. 形成胆红素结石的主要原因是
A. 代谢异常
B. 反复胆道感染
C. 胆囊功能异常
D. 致石基因
E. 环境因素

17. 下列属于外科急腹症特点的是
A. 腹痛或压痛部位不固定
B. 常伴有咳嗽、心悸、腹泻等症状
C. 一般先有腹痛，后出现发热等症状
D. 以下腹部或盆腔内疼痛为主
E. 排便后腹痛可好转

18. 甲胎蛋白对哪种肿瘤的诊断特异性较高
A. 肺癌
B. 原发性肝癌
C. 骨癌
D. 白血病
E. 甲状腺癌

19. 开放性气胸主要的病理生理变化是
A. 纵隔向健侧移位
B. 纵隔扑动
C. 胸壁反常呼吸运动
D. 肺内气体对流
E. 连枷胸

20. 颅中窝骨折最易损伤
A. 嗅神经
B. 视神经
C. 动眼神经
D. 三叉神经
E. 面神经

【A_2 型题】

21. 患儿男，1 岁。阵发性哭闹，进乳后呕吐，排果酱样粪便，右中上腹触及 6cm×5cm×4cm 腊肠样肿块，首先考虑
A. 肠扭转
B. 肠道畸形
C. 蛔虫性肠梗阻
D. 肠套叠
E. 盲肠肿瘤

22. 患者男性，30 岁，在高空劳作时不慎跌落，意识丧失，心音消失，脉搏触不到，在对其进行开放气道时应采取
A. 托颌法
B. 仰头举颌法
C. 抬颌法

D. 举颌法
E. 后仰法

23. 患者女性，45 岁。因足底被锈钉刺伤后出现全身肌肉强直性收缩，阵发性痉挛，诊断为破伤风。该病易导致患者死亡的常见原因是
A. 休克
B. 窒息
C. 肺部感染
D. 肾衰竭
E. 脱水、酸中毒

24. 患者女性，33 岁。在火灾中吸入毒气后出现呼吸困难，鼻导管吸氧未见好转。入院后动脉血气分析显示：PaO_2 50mmHg，$PaCO_2$ 55mmHg。X 线：双肺可见密度增高的大片状阴影。临床诊断为急性呼吸窘迫综合征。对该患者诊断和病情判断最有重要意义的辅助检查是
A. 心电图
B. 血流动力学监测
C. 呼吸功能检测
D. X 线检查
E. 血气分析

25. 患者男性，35 岁。烧伤头、面部、双下肢和双手，估计烧伤面积时，下列哪项不确切
A. 头、面、颈部各为 3%
B. 双前臂为 6%
C. 躯干为 27%
D. 双手为 5%
E. 双大腿、双小腿为 33%

26. 患者女性，48 岁，理发员。下肢酸胀，沉重 5 年，休息或活动后减轻。体检见小腿内侧有蚓状团块，足靴区色素沉着。诊断为大隐静脉曲张。该患者发病的主要诱因是
A. 长期站立工作
B. 深静脉阻塞
C. 动脉硬化
D. 循环血量增多
E. 静脉瓣膜缺陷

27. 患者女性，55 岁。无意中发现右侧腋窝淋巴结肿块 2 个月。查体：双侧乳房，锁骨上及颈部均未发现异常。活检证实为淋巴结转移癌，最可能的组织来源是
A. 甲状腺
B. 乳腺
C. 肝
D. 肺
E. 脊椎

28. 患者男性，29 岁，右胸部外伤后，胸壁局部软化浮动，出现反常呼吸运动，应首先考虑的是
A. 胸壁软组织损伤
B. 单根单处肋骨骨折
C. 多根多处肋骨骨折
D. 气胸
E. 血胸

29. 某患者，男性，75 岁，体重 67kg，双侧腹股沟直疝 4 年。患者身体健康，无慢性支气管炎和前列腺增生症，二便正常。该患者发生腹股沟直疝最可能的病因是
A. 肥胖
B. 年老
C. 慢性咳嗽
D. 排尿困难
E. 直疝三角发育不良

30. 患者男性，50 岁，十二指肠溃疡病史 20 年，晨起突然上腹部刀割样疼痛，迅速波及全腹，医生腹穿诊断为十二指肠溃疡穿孔，穿刺可能抽出
A. 腹腔穿刺抽出黄色、浑浊、含胆汁、无臭液体
B. 腹腔穿刺抽出草绿色透明液体
C. 腹腔穿刺抽出液为血性，淀粉酶含量高

D. 腹腔穿刺抽出不凝固血液
E. 腹腔穿刺抽出液为血性，臭味重

31. 某女，41岁。诊断为“急性胆管炎、肝内胆管结石、胆总管结石”收住院。入院后行PTC检查，检查后出现“严重腹胀”，经进一步检查后确诊为“急性胰腺炎”。请问，该患者的“急性胰腺炎”与下列哪些因素有关
A. 高脂血症
B. 暴饮暴食
C. 十二指肠液反流
D. 胆道疾病
E. 酗酒

32. 患者女性，32岁，上腹部间歇性疼痛3年，空腹及夜间痛明显，进食后可缓解。3天前出现黑便，患者出现黑便的原因最可能是
A. 肠道感染
B. 胃溃疡出血
C. 十二指肠溃疡出血
D. 胃癌
E. 应激性溃疡

33. 患者，男性，25岁。头部受伤后意识模糊约20分，醒来后诉头痛，对受伤经过不能回忆，查体无异常发现。诊断考虑为
A. 脑震荡
B. 脑挫裂伤
C. 硬脑膜外血肿
D. 硬脑膜下血肿
E. 脑内血肿

34. 患者，男性，26岁。车祸后2小时入院。查体：下腹部疼痛，肉眼血尿。考虑为膀胱破裂，最简单的确诊方法是
A. 导尿试验
B. 膀胱造影
C. 膀胱测压
D. 膀胱穿刺
E. 排泄性尿路造影

35. 患者男性，33岁，高热，右上腹痛7天。B型超声波和CT检查提示肝脓肿，曾有胆道感染病史。引起该疾病的最可能原因是
A. 胆道化脓性感染
B. 坏疽性阑尾炎
C. 开放性肝损伤
D. 右侧膈下脓肿
E. 肝包虫病

36. 急性胆囊炎出现右上腹或剑突下疼痛，常伴有右肩背部疼痛，这种疼痛属于
A. 内脏性疼痛
B. 躯体性疼痛
C. 牵涉性疼痛
D. 中枢性疼痛
E. 神经性疼痛

37. 张先生，主诉大便次数增多和大便不成形而收住院，经检查后确诊为大肠癌，以下哪些因素被认为和大肠癌的发生最相关
A. 低脂、低蛋白、高纤维素饮食结构
B. 环境污染
C. 高脂、高蛋白、低纤维素饮食结构
D. 职业
E. 水源

38. 青少年肿块生长迅速，局部疼痛日渐加重，局部皮温增高，X线片示有骨膜反应的骨肿瘤，最可能是
A. 瘤
B. 骨瘤
C. 软骨瘤
D. 骨肉瘤
E. 霍杰金淋巴瘤

39. 患者男性，34岁，塌方事故中发生骨盆、左股骨及胫腓骨多处骨折，

可能引起的并发症是
A. 休克
B. 脂肪栓塞
C. 骨筋膜室综合征
D. 骨折部位感染
E. 缺血性肌痉挛

40. 患者女性，38 岁。意外事故中致左胫腓骨骨折，接诊时左小腿高度肿胀，皮温低，足背动脉触不清，应考虑并发症
A. 内脏损伤
B. 休克
C. 感染
D. 愈合障碍
E. 骨筋膜室综合征

【A_3 型题】

（41～43 题共用题干）

患者男性，30 岁。突发呼吸停止，口唇，面色青紫，瞳孔散大。

41. 现场判断患者心脏是否骤停，其检查方法是
A. 判断意识是否存在
B. 判断呼吸是否消失
C. 触摸大动脉搏动是否消失
D. 观察瞳孔有否散大
E. 测量血压是否降低

42. 心脏骤停 4 分钟内的心电图类型中最常见的是
A. 阵发性室性心动过速
B. 房颤
C. 室颤
D. Ⅲ度房室传导阻滞
E. 心室静止

43. 对于该患者，首选的辅助检查是
A. 胸部 X 线
B. 脑电图
C. 心电图
D. B 超检查
E. 心脏多普勒

（44～46 题共用题干）

患者，男，52 岁。2 周来感觉右上腹隐痛，呈持续性，否认呕吐及发热史，B 超提示肝脏有一个 7cm×6.4cm 低回声区，回声不均，边界不清，收住院。

44. 进一步的首要检查是
A. 腹部平片
B. 肝功能
C. 血 AKP
D. 血 AFP
E. 肝放射性核素扫描

45. 如血 AFP 阳性，首选哪项检查明确肿瘤的部位
A. 放射性核素肝扫描
B. B 超检查
C. CT 检查
D. MRI 检查
E. 选择性肝动脉造影

46. 如癌细胞发生远处转移，通常最早转移至
A. 脑
B. 肺
C. 骨骼
D. 肾
E. 肠

【A_4 型题】

（47～50 题共用题干）

患者男性，25 岁，体重 60kg。不慎被开水烫伤，自觉剧痛，头面部、颈部及双上肢均有水疱。

47. 此患者的烧伤面积为
A. 30%
B. 20%
C. 27%
D. 32%
E. 35%

48. 此患者的烧伤程度为
A. 轻度烧伤
B. 中度烧伤
C. 重度烧伤

D. 特重度烧伤
E. 轻中度烧伤

49. 伤后 3 小时，患者诉口渴。体检：脉搏 100 次/分，血压 80/60mmHg，尿量 15ml/h。患者血容量减少的原因中，以下哪项**错误**
A. 血浆自创面渗出
B. 血浆渗出到组织间隙
C. 心排出量减少
D. 末梢血管扩张
E. 输液量不足

50. 若对该患者实施补液治疗，伤后第一个 8 小时应输入的电解质溶液量为
A. 810ml
B. 910ml
C. 1620ml
D. 1215ml
E. 8100ml

实践能力

【A_1 型题】

51. 脊柱骨折急救搬运的基本原则是
A. 始终保持脊柱中立位
B. 始终卧硬板转运
C. 不可背驮运送
D. 不可抱持运送
E. 不可坐位检查和运送

52. 骨盆骨折最重要的体征是
A. 畸形
B. 反常活动
C. 肿痛和淤斑
D. 骨擦音或骨擦感
E. 骨盆挤压和分离试验阳性

53. 心肺复苏时，判断及评价呼吸的时间不得超过
A. 5s
B. 6s
C. 8s
D. 10s
E. 15s

54. 结肠癌最早出现的临床表现多为
A. 排便习惯及粪便性状改变
B. 腹痛
C. 肠梗阻症状
D. 腹部肿块
E. 贫血

55. 计算基础代谢率的公式是
A. 收缩压＋脉压－111
B. 舒张压＋脉压－111
C. 脉率－脉压－111
D. 脉率＋脉压－111
E. 收缩压＋舒张压－111

56. 破伤风强直性肌肉收缩最先发生在
A. 面肌
B. 颈项肌
C. 咀嚼肌
D. 肋间肌
E. 四肢肌

57. 关于急性肾衰竭护理，下列哪项**错误**
A. 尿量＜400 ml/d，提示肾衰的可能
B. 避免使用含钾药物
C. 少尿期饮食应取低蛋白
D. 进入多尿期表示患者脱离危险
E. 禁用对肾有毒性作用的药物

58. 头面、颈部和会阴部烧伤创面的处理宜
A. 包扎疗法
B. 暴露疗法
C. 湿润疗法
D. 凡士林纱布贴敷
E. 以上都对

59. 间歇性跛行常见于
A. 血栓闭塞性脉管炎
B. 下肢外伤恢复期
C. 下肢静脉曲张早期
D. 急性下肢深静脉血栓形成
E. 血栓性静脉炎

60. 腹外疝手术前后护理，下列**不正确**的是
A. 积极处理疝的诱发因素
B. 备皮避免剃破皮肤
C. 术前排尿，防止误伤膀胱
D. 急症手术均应禁食至少 8 小时
E. 保持大便通畅

61. 下列哪组症状应怀疑膈下脓肿
A. 腹腔手术后，恶心呕吐，伴高热、寒战
B. 腹腔手术后膀胱刺激征，伴高热、寒战
C. 腹腔手术后咳嗽、咳痰，伴高热、寒战
D. 腹腔手术后顽固性呃逆，伴高热、寒战
E. 腹腔手术后直肠刺激征，伴高热、寒战

62. 大多数急性阑尾炎患者腹痛开始时的部位是
A. 右下腹
B. 上腹或脐周
C. 右上腹
D. 右腰部
E. 耻骨上部

63. 胰腺癌有明显黄疸患者术前必须补充的维生素是
A. 维生素 A
B. 维生素 B
C. 维生素 C
D. 维生素 D
E. 维生素 K

64. 细菌性肝脓肿患者的护理措施**不恰当**的是
A. 病室定时通风
B. 及时更换汗湿衣裤和床单
C. 患者应取半卧位
D. 定时挤压引流管，防止堵塞
E. 引流管堵塞可加大压力冲洗

65. 关于肛门坐浴，以下正确的是
A. 1∶1000 高锰酸钾
B. 溶液量约 1000ml
C. 水温 60℃
D. 便前坐浴，以解痉、促进排便
E. 坐浴时间 20～30 分钟

66. 前列腺增生症最早出现的症状是
A. 排尿困难
B. 尿潴留
C. 尿频
D. 尿失禁
E. 血尿

67. 护理颅脑损伤患者，最重要的观察指标是
A. 体温
B. 血压
C. 脉搏
D. 呼吸
E. 意识

68. 对未明确诊断的急腹症患者，可以采取的措施是
A. 灌肠
B. 对症处理
C. 吗啡止痛
D. 服泻药
E. 热敷

69. 便后无痛性出血是以下何种大肠肛管疾患的临床特点
A. 直肠肛管周围脓肿
B. 肛瘘
C. 肛裂
D. 痔
E. 结肠癌

70. 关于脱位的特殊表现是
A. 疼痛、畸形、活动障碍
B. 疼痛、活动障碍、关节空虚
C. 活动障碍、关节空虚、畸形
D. 弹性固定、疼痛、畸形
E. 畸形、弹性固定、关节空虚

【A_2 型题】

71. 患者女性，54 岁，突发心跳呼吸骤

停，复苏成功后降温治疗，下列哪项**不正确**
A. 体温每降 1℃耗氧率下降 5%～6%
B. 使体温降至 30℃
C. 先用降温辅助药
D. 可在头、颈、腋等处放冰袋
E. 复温时先撤冰袋后停降温辅助药

72. 患者男性，70 岁。有吸烟史 40 年，行腹部手术，术后最重要的护理措施是
A. 取半卧位，减少患者活动量
B. 协助床上活动，鼓励深呼吸，咳嗽排痰
C. 加强营养
D. 保证液体的摄入
E. 全身或局部抗生素治疗

73. 某严重挤压伤患者，治疗中除严密观察生命体征外，应特别注意
A. 伤口肿胀情况
B. 肢端温度
C. 伤口疼痛
D. 尿量、尿色
E. 神志

74. 患者女性，48 岁。下肢静脉曲张已 1 年，劳累后肢体水肿、皮炎及溃疡经久不愈，应行
A. 弹性绷带包扎治疗
B. 抗感染治疗
C. 手术治疗
D. 局部药物治疗
E. 物理治疗

75. 患者男性，20 岁。打架致肠管脱出，现场急救，哪项**不妥**
A. 少量肠管脱出时，原则上不回纳腹腔
B. 可用纱布覆盖肠管
C. 以适当容器扣住肠管后包扎
D. 肠管脱出时应先回纳腹腔
E. 争取尽早做清创处理

76. 张女士，34 岁。急性蜂窝织炎伴严重的全身感染，做血培养和药物敏感试验，最佳的采血时间是
A. 高热时
B. 寒战时
C. 发热间歇期
D. 静脉滴注抗生素时
E. 使用抗生素后

77. 患者男性，因刀刺伤胸部 20 分钟后入院。X 线显示：气胸，立即给予胸腔闭式引流，最佳穿刺部位是
A. 伤侧锁骨中线第 2 肋间
B. 腋中线和腋后线中间 6～8 肋间
C. 伤侧锁骨中线第 6～8 肋间
D. 腋中线和腋后线中间 3～4 肋间
E. 腋中线和腋后线中间 7～10 肋间

78. 患者女性，63 岁，因胸部外伤急诊入院。查体：呼吸困难，经吸氧无好转，左胸饱满，气管向右移位，左侧可触及骨擦音，叩之鼓音，听诊呼吸音消失，皮下气肿明显，有发绀及休克症状。诊断首先考虑为
A. 肋骨骨折
B. 张力性气胸
C. 肋骨骨折并张力性气胸
D. 血心包
E. 闭合性气胸

79. 患者男性，20 岁，踝关节扭伤，为防止皮下出血和组织肿胀，在早期应选用
A. 局部按摩
B. 红外线照射
C. 冷湿敷
D. 热湿敷
E. 放置热水袋

80. 患者男性，40 岁，急诊入院，神志不清，出冷汗，脉搏细速，血压 80/45mmHg，诊断为“急性梗阻

性化脓性胆管炎”，其体位应取
A. 半坐卧位
B. 坐位
C. 头低足高位
D. 平卧位
E. 任意卧位

81. 某患者，女，30 岁，甲亢，全麻下行双侧甲状腺次全切除，术后 12 小时患者出现高热，脉速（每分钟达 120 次以上），烦躁不安，其原因可能是
A. 双侧喉返神经损伤
B. 伤口内血肿，压迫气管
C. 甲状旁腺被误切
D. 肺炎
E. 甲状腺危象

82. 患者女性，38 岁，因左肾结石行体外震波碎石治疗，经分析，排出的结石主要成分为磷酸钙。下列预防结石再发的措施中，**错误**的是
A. 多饮水
B. 多运动
C. 酸化尿液
D. 碱化尿液
E. 控制尿路感染

83. 患者女性，25 岁，因外伤致肾损伤住院治疗，应特别引起护士注意的信息是
A. 血尿颜色变浅
B. 血色素增加
C. 腹围增加
D. 持续疼痛
E. 体温稍高

84. 患者，颅脑损伤，昏迷 2 天，生命体征极不平稳，右瞳孔散大，对光反射消失，左瞳孔 2mm，对光反射迟钝。医嘱予头部使用冰帽，目的是
A. 降低体温
B. 使患者尽快苏醒
C. 促进脑部血液循环
D. 减轻脑出血
E. 降低脑细胞代谢，提高脑细胞对缺氧的耐受性，减轻脑水肿

85. 患者女性，60 岁，初步怀疑左乳房癌，查体时发现左乳房出现皮肤表面凹陷，呈酒窝征，其女儿向护士询问出现酒窝征的原因，护士的解释正确的是
A. 癌瘤与皮肤粘连
B. 癌瘤与胸肌粘连
C. 癌瘤侵犯 Cooper 韧带
D. 癌瘤侵犯筋膜
E. 癌瘤堵塞淋巴结

86. 患者女性，36 岁，1 年前出现血便，常见便纸上有血迹，并伴肛门肿块脱出，该患者术后护理错误的是
A. 进少渣饮食
B. 不限制排便
C. 1 周内不灌肠
D. 排便后换药，再坐浴
E. 必要时扩张肛门

87. 患者男性，62 岁，胃癌行胃大部切除术。术后 48 小时内，除生命体征外，护士还应重点观察的是
A. 神志
B. 伤口敷料
C. 肠鸣音
D. 腹胀
E. 胃管引流液

88. 患者男性，28 岁，诊断为尺骨骨折，入院 22 天，目前可出现下列哪项并发症
A. 休克
B. 血管、神经损伤
C. 脊髓损伤
D. 脂肪栓塞
E. 关节僵硬

89. 患者男性，61 岁。因股骨干骨折行

持续性骨牵引，其护理措施中**错误**的是

A. 抬高床尾 15～30cm

B. 每天用酒精滴牵引针孔

C. 患者不适时可去掉部分重量

D. 定时测量肢体长度

E. 指导患者功能锻炼

90. 患者男性，25 岁。外伤后出现肘部关节肿胀，可以帮助鉴别肱骨髁上骨折和肘关节脱位的表现是

A. 手臂功能障碍

B. 肘部剧烈疼痛

C. 是否触摸到尺骨鹰嘴

D. 肘后三角关系失常

E. 跌倒后因手掌撑地而受伤

【A_3 型题】

（91～93 题共用题干）

患者女性，45 岁，偶然发现左乳房肿块，直径约 2cm，质较硬，无压痛，与皮肤有少许粘连。左侧腋下可扪及直径约 1cm 肿大的淋巴结。

91. 该患者最可能的诊断是

A. 乳腺囊性增生

B. 乳管内乳头状瘤

C. 乳房脓肿

D. 乳房癌

E. 乳房结核

92. 针对该患者医生拟采取综合治疗方法，其中**不包括**

A. 手术治疗

B. 保守治疗

C. 放疗

D. 化疗

E. 激素治疗

93. 若该患者行乳腺癌改良根治术，术后护理措施**错误**的是

A. 抬高患侧上肢

B. 患侧胸部加压包扎

C. 保持引流管通畅

D. 早期活动患肢

E. 应在患肢测血压

（94～95 题共用题干）

患者男性，35 岁。因腿部刺伤后出现全身肌肉强直性收缩，阵发性痉挛，诊断为破伤风。

94. 与控制痉挛无关的护理措施是

A. 保持病室安静

B. 护理措施要集中进行

C. 按时使用镇静剂

D. 避免损伤

E. 避免强光照射

95. 换药时可选择

A. 生理盐水

B. 蒸馏水

C. 3％氯化钠溶液

D. 3％过氧化氢溶液

E. 70％乙醇

【A_4 型题】

（96～100 题共用题干）

患者男性，53 岁，患十二指肠溃疡 10 年。近 1 个月以来，上腹部胀满不适，反复呕吐带酸臭味的宿食，呕吐后患者自觉胃部舒适。查体：皮肤干燥、弹性差，唇干；上腹部膨隆，可见胃型和肠蠕动波，手拍上腹可闻及振水声。考虑该患者有瘢痕性幽门梗阻，拟行手术治疗。

96. 诊断该患者有瘢痕性幽门梗阻的主要依据是

A. 长期患十二指肠溃疡

B. 上腹部胀满不适

C. 反复呕吐带酸臭味的宿食

D. 上腹部膨隆，可见胃型和肠蠕动波

E. 呕吐后患者自觉胃部舒适

97. 术前护理措施中，**不正确**的是

A. 纠正电解质和酸碱失衡

B. 记录出入水量

C. 提供营养支持

D. 留置胃管

E. 每晚用冰盐水洗胃

98. 患者行毕Ⅱ式胃大部切除术后第1天，应重点观察的并发症是
A. 倾倒综合征
B. 吻合口梗阻
C. 胃排空延迟
D. 术后出血
E. 输入袢梗阻

99. 术后第1天，胃管引流出鲜红色血性液体400ml，正确的处理是
A. 继续观察
B. 停止胃肠减压
C. 应用止血药、输血
D. 加快输液速度
E. 马上送手术室止血

100. 患者进食后出现上腹饱胀、呕吐，呕吐物为食物，不含胆汁。考虑可能并发了
A. 吻合口梗阻
B. 倾倒综合征
C. 十二指肠残端破裂
D. 输出段梗阻
E. 输入段梗阻

【参考答案】

1～5 EBEEC	6～10 CCCEE	11～15 EDDBA	16～20 BCBBE
21～25 DBBDE	26～30 ABCBA	31～35 DCAAA	36～40 CCDAE
41～45 CCCDB	46～50 BCBAA	51～55 AEDAD	56～60 CDBAD
61～65 DBEEE	66～70 CEBDE	71～75 BBDCD	76～80 BACCD
81～85 EDCEC	86～90 EEECD	91～95 DBEDD	96～100 CEDCA

（李　莲）

二、技能竞赛练习题

案例一

姓名：张某　性别：男　年龄：36岁

主诉：左侧季肋部被汽车撞伤后腹痛30分钟。

病史摘要：骑自行车时被汽车撞伤，伤后感左侧季肋部疼痛，头晕、无力，30分钟后被汽车司机送往医院。

体格检查：T 35℃，P 115次/分，R 24次/分，BP 80/55mmHg，CVP 3cmH_2O，SPO_2 92%。痛苦面容，面色苍白，表情淡漠，四肢湿冷。腹胀，全腹轻度压痛、反跳痛和腹肌紧张，以左上腹明显，移动性浊音阳性，肠鸣音减弱，其他未见异常。

辅助检查：腹腔穿刺抽出不凝固血液。

初步诊断：脾破裂、失血性休克

问题

1. 请写出脾破裂、失血性休克的诊断依据。

2. 该患者的主要护理问题有哪些？首要护理问题是什么？

3. 该患者入院后行急诊手术，手术过程顺利，留置腹腔引流管1条，平安返回病房，术后应采取的护理措施有哪些？

案例二

姓名：区某　性别：女　年龄：32 岁

主诉：发现双侧颈部肿大伴心悸、多汗、消瘦 4 个月余。

病史摘要：两年前无明显诱因出现双侧颈前肿大，伴心悸，多汗，多饮，多食，手颤，消瘦，脾气急躁等。无突眼，无呼吸及吞咽困难。在我院予丙硫氧嘧啶、甲疏咪唑（他巴唑）、普萘洛尔（心得安）等药物治疗后，以上症状未见明显好转，现入院做进一步检查治疗。

体格检查：T 36.5℃，P 90 次/分，R 20 次/分，BP 110/65mmHg；颈软，气管居中，双侧甲状腺Ⅱ度肿大，表面光滑，未触及结节，质中、无压痛，边界不明显，可随吞咽上下移动，其他未见异常。

辅助检查：FT_3、FT_4 增高，TSH 降低，血钙：1.98mmol/L。

初步诊断：原发性甲亢

问题

1. 请写出原发性甲亢的三大主要症状及基础代谢率测定方法。
2. 请写出甲状腺切除术后常见的并发症及表现。
3. 请写出低钙血症的护理措施。

案例三

姓名：赵某　性别：男　年龄：45 岁

主诉：上腹部反复疼痛 8 年余，突然加重 2 小时。

病史摘要：反复间断性出现空腹或夜间上腹部疼痛伴烧灼感不适症状 8 年余，近日症状加重，2 小时前进食后突感上腹部疼痛，呈刀割样剧痛，后疼痛遍及全腹，伴有发热、恶心、呕吐，呕吐物为胃内容物，由家人送医院急诊。

体格检查：T 38.5℃，P 90 次/分，R 22 次/分，BP 130/80mmHg，急性痛苦面容，皮肤及巩膜未见黄染。全腹有压痛及反跳痛，腹肌紧张呈板状腹，腹式呼吸消失，墨菲（Murphy）征阴性，肝浊音界消失，移动性浊音阳性，肠鸣音消失。其他未见异常。

辅助检查：腹平片见膈下游离气体，白细胞 14×10^9/L，中性粒细胞 0.86。

初步诊断：急性胃十二指肠溃疡穿孔

问题

1. 急性胃十二指肠溃疡穿孔的诊断依据有哪些?
2. 患者急诊行胃十二指肠溃疡穿孔修补术，术后需持续胃肠减压，请问胃肠减压的护理措施有哪些?
3. 患者手术后的主要护理观察要点有哪些?

案例四

姓名：陈某　性别：女　年龄：62 岁

主诉：右上腹阵发性绞痛 4 小时，疼痛向右肩背部放射。

病史摘要：中午与朋友聚餐，餐后 2 小时出现右上腹绞痛，呈持续性疼痛，随呼吸而加重，疼痛向右肩背部放射，伴有发热，恶心呕吐，吐出胃内容物。无尿频、尿急、尿痛。由家属送医院急诊入院。既往有类似发作史，无手术史。

体格检查：T 38.6℃，P 104 次/分，R 22 次/分，BP 110/65mmHg，神志清楚，急性痛苦面容，多汗。双侧瞳孔等大等圆，皮肤及巩膜轻度黄染。右上腹局部压痛，右上腹肌紧张，墨菲（Murphy）征阳性，其他未见异常。

辅助检查：WBC 18×10^9/L，中性粒细胞 0.86；B 超检查：提示胆囊肿大、胆囊多发结石，胆总管下段扩张。

初步诊断：胆囊结石、胆囊炎

问题

1. 胆囊结石、胆囊炎的诊断依据有哪些？
2. 患者术后放置 T 管引流，如何观察及护理？
3. 拔出 T 管的指征有哪些？
4. 患者行胆总管切开减压取石，T 管引流术，列出两种术后常见的并发症，其并发症如何观察及处理？

案例五

姓名：邓某　性别：男　年龄：31 岁

主诉：右侧背部被刀刺伤 2 小时。

病史摘要：2 小时前被人用刀刺伤右侧背部，刺伤处大量出血，并感胸痛，胸闷，气促，被急送医院，在急诊科给予伤口清创缝合，并进行胸片检查，结果提示“右侧血气胸”，收入院进一步诊治。

体格检查：T 36℃，P 115 次/分，R 24 次/分，BP 80/50mmHg，SPO_2 94%。面色苍白，表情痛苦，四肢湿冷。胸廓对称无畸形，肋间隙无增宽，右胸背部 6cm 长刀伤，伤口周围有 6cm×6cm×3cm 大小皮下血肿，压痛明显，右侧胸廓呼吸运动减弱，触诊语颤减弱，呼吸音减弱，叩诊呈鼓音，肺下界位于锁骨中线第 6 肋间，左肺未闻及明显干湿罗音，呼吸幅度增加，未闻及胸膜摩擦音，其他未见异常。

辅助检查：胸腔穿刺抽出少量气体和不凝固血液，胸片提示“右侧气胸，右肺压缩约 30%。右侧胸腔积液”。WBC 12×10^9/L，HB 90g/L。

初步诊断：右侧血气胸、失血性休克

问题

1. 请写出气胸、胸腔积液、失血性休克的诊断依据。
2. 该患者的主要护理问题有哪些？首要护理问题是什么？
3. 该患者入院后行右侧胸腔闭式引流术，过程顺利，此患者应采取的护理措施有哪些？

案例六

姓名：李某　性别：男　年龄：56 岁

主诉：突发意识不清伴左侧肢体乏力 1 小时

病史摘要：患者和朋友饮酒时突然晕倒在地，呼之不应，呕吐胃内容物 1 次，量约 100ml，1 小时后被朋友送医院急诊。既往有高血压，但无规律服药治疗。

体格检查：T 36.7℃，P 85 次/分，R 14 次/分，BP 180/90mmHg，SPO_2 98%。昏迷状态，格拉斯哥昏迷计分法（GCS）7 分，刺痛可睁眼，能躲避疼痛，右侧瞳孔直径 4mm，对光反射弱，左侧瞳孔直径 2mm，对光反射灵敏，左侧肢体肌力Ⅰ级，右侧肢体肌力Ⅴ级，小便失禁，无抽搐，其他未见异常。

辅助检查：头颅CT示右基底节区不规则高密度阴影，中线向左偏移，右侧侧脑室明显受压，出血量约100ml。

初步诊断：1. 脑出血、脑疝
2. 右基底节脑出血破入脑室
3. 高血压

问题

1. 该患者属于哪种脑疝？请列出脑疝的临床表现及处理原则。
2. 该患者的主要护理问题有哪些？首要护理问题是什么？
3. 该患者入院后急行脑室穿刺引流术，脑室引流患者应如何护理？

案例七

姓名：黄某　性别：男　年龄：74岁

主诉：尿频，尿急，尿线变细，伴排尿不畅6年余。

病史摘要：因尿频，尿急，尿线细，伴排尿不畅，夜尿增多6年余，近期症状加重，今日拟排尿困难，尿潴留收入院治疗。

体格检查：T 36.4℃，P 79次/分，R 20次/分，BP 140/80mmHg。双肾区无压痛和反跳痛，输尿管行程无压痛，膀胱区膨隆。肛门指检：前列腺大小5.5cm×5.0cm，质韧，表面光滑、有弹性，边缘清楚，中间沟消失，无压痛，指套无血染，其他未见异常。

辅助检查：B超检查提示“前列腺体积增大”，尿流动力学检查结果“尿流率10ml/s”。

初步诊断：良性前列腺增生症

问题

1. 请写出良性前列腺增生症的诊断依据。
2. 该患者的主要护理问题有哪些？首要护理问题是什么？
3. 该患者入院后完善相关检查，于今日行前列腺切除手术，手术过程顺利，留置尿管持续膀胱冲洗，平安返回病房，术后应采取的护理措施有哪些？

案例八

姓名：张某　性别：男　年龄：74岁

主诉：不慎跌伤致左髋部疼痛，活动受限1小时。

病史摘要：1小时前在厨房不慎滑倒，左臀部着地，即感左髋部疼痛，左髋部隆起畸形，不能站立及行走，由家人急送医院进一步检查治疗。

体格检查：T 36.5℃，P 92次/分，R 20次/分，BP 140/80mmHg。左髋部疼痛、活动受限，左下肢呈外旋、缩短畸形，左下肢比右下肢短缩4cm，左足背动脉搏动正常，肢端血运、感觉、运动正常，其他未见异常。

辅助检查：X片提示“左股骨颈骨折”。

初步诊断：左股骨颈骨折

问题

1. 请写出左股骨颈骨折的诊断依据。
2. 该患者术前的主要护理问题有哪些？首要护理问题是什么？

3. 该患者入院完成相关术前准备后，在全麻下行左侧全髋关节人工置换术，手术过程顺利，停留伤口引流管1条，术后应采取的护理措施有哪些？

案例九

姓名：王某 性别：男 年龄：38岁

主诉：车祸致左小腿肿胀，疼痛，活动障碍1小时。

病史摘要：骑自行车时被汽车撞伤，致左小腿疼痛，肿胀明显，左小腿活动障碍，1小时后被司机送医院急诊科治疗。

体格检查：T 37℃，P 86次/分，R 19次/分，BP 130/86mmHg。痛苦面容，左小腿肿胀明显，皮肤青紫，压之疼痛，局部有骨擦音及骨擦感，患肢畸形，感觉活动存在，足趾血运好，可触及足背动脉搏动，其他未见异常。

辅助检查：X片显示：左胫腓骨骨折。

初步诊断：左胫腓骨骨折

问题

1. 请写出胫腓骨骨折的诊断依据。

2. 该患者的主要护理问题有哪些？首要护理问题是什么？

3. 若该患者出现左下肢肿胀明显加重，肌腹处触压痛明显，被动牵拉试验阳性，应采取哪些护理措施？

案例十

姓名：卢某 性别：男 年龄：66岁

主诉：间歇性，无痛性肉眼血尿1月余。

病史摘要：出现间断性，无痛性肉眼血尿1月余来就医，门诊拟“血尿原因待查”收入院进一步诊治，患者有吸烟史20年。

体格检查：T 37.1℃，P 79次/分，R 20次/分，BP 130/75mmHg。双肾区无压痛和反跳痛，输尿管行经处无压痛，膀胱区无明显膨隆，其他未见异常。

辅助检查：膀胱造影提示“有充盈缺损”。B超提示：“肾脏、输尿管未见异常；膀胱右侧壁异常实质性回声，性质待查”。膀胱镜检查提示“膀胱右侧壁有2.5cm×3.5cm表面有坏死的肿物。”尿常规：可见血尿、肿瘤细胞。

初步诊断：膀胱癌

问题

1. 请写出膀胱肿瘤的诊断依据。

2. 患者在全麻下行膀胱肿瘤切除术，手术过程顺利。T 37.3℃，P 84次/分，R 18次/分，BP 110/70mmHg。留置尿管，平安返回病房，术后应采取的护理措施有哪些？

3. 膀胱癌患者化疗的健康教育内容包括哪些？

【参考答案】

案例一

1. 请写出脾破裂、失血性休克的诊断依据。

(1) 病因：左上腹被汽车撞伤。

（2）症状：左季肋部疼痛，头晕、无力。

（3）体征：

1）T 35℃，P 115 次/分，R 24 次/分，BP 80/55mmHg，CVP 3cmH_2O，SPO_2 92%。

2）痛苦面容，面色苍白，表情淡漠，四肢湿冷。

3）全腹轻度压痛，反跳痛和肌紧张，以左上腹明显，移动性浊音阳性。

（4）辅助检查：腹腔穿刺抽出不凝固血液。

2. 该患者的主要护理问题有哪些？首要护理问题是什么？

（1）该患者的主要护理问题：

1）体液不足：与脾破裂大量失血等有关。

2）疼痛：与腹部外伤、腹腔内出血刺激腹膜等有关。

3）恐惧：与意外伤害打击和担心预后等有关。

4）潜在并发症：内出血、腹腔脓肿等。

（2）首要护理问题是体液不足。

3. 该患者入院后行急诊手术，手术过程顺利，留置腹腔引流管 1 条，平安返回病房，术后应采取的护理措施有哪些？

（1）取平卧位，监测生命体征，观察腹部情况和尿量。

（2）禁食、禁饮。

（3）腹腔引流管接引流瓶，胃肠引流管接引流袋，并保持引流通畅。

（4）保持静脉输液通畅。

（5）保持呼吸道通畅，必要时吸氧。

（6）遵医嘱使用止痛药。

（7）注意保暖。

（8）适当解释病情，介绍治疗过程，对患者的恐惧表示理解和同情。

案例二

1. 请写出原发性甲亢的三大主要症状及基础代谢率测定方法。

（1）原发性甲亢三大主要症状：高代谢症候群、甲状腺肿大及典型眼征。

（2）基础代谢率的测定方法：测量前停服影响甲状腺功能的药物，测量前一晚充分睡眠休息（禁服安眠药），检查日早晨空腹，勿起床，在安静状态下进行。计算公式：

$$基础代谢率\% = (脉率 + 脉压) - 111$$

2. 请写出甲状腺切除术后常见的并发症及表现。

（1）呼吸困难和窒息：是最危急的并发症，多发生于术后 48 小时内。表现为咽喉有异物感，吞咽时明显；进行性呼吸困难，烦躁，发绀甚至窒息；可有切口渗血，颈部皮下血肿，切口周围颈部肿胀等。

（2）神经损伤

1）喉返神经损伤：单侧损伤致声音嘶哑，双侧损伤或麻痹致失音、呼吸困难甚至窒息。

2）喉上神经损伤：外支受损引起声调降低，内支受损易发生饮水呛咳、误咽。

（3）甲状旁腺损伤：血钙＜2.0mmol/L，表现为易激动，面部或手足麻木或针刺感，强直感或抽搐，肌肉疼痛，腱反射亢进，严重者全身抽搐甚至昏迷。

（4）甲状腺危象：高热 T＞39℃、脉速（120 次/分以上），血压升高、大汗淋漓、谵妄等高代谢状态。

3. 请写出低钙血症的护理措施。

(1) 监测血清钙浓度变化，遵医嘱补钙：指导患者口服钙剂，缺钙严重或抽搐发作时静脉注射10%葡萄糖酸钙或氯化钙。

(2) 防止窒息：观察呼吸频率和节律，床边备气管切开包、压舌板、开口器。

(3) 饮食宣教：适当限制肉类、乳品和蛋类等含磷较高食品的摄入，以免影响钙的吸收。

(4) 患者出现低钙抽搐时，24小时专人陪护，安装床护栏，适当约束，防跌倒，防碰伤；移去环境中的危险物品，加强巡视和监护等。

案例三

1. 急性胃十二指肠溃疡穿孔的诊断依据有哪些？

(1) 病史：反复间歇性上腹疼痛伴烧灼感8年余。

(2) 症状：餐后2小时突然上腹部疼痛，呈刀割样剧痛，疼痛遍及全腹，发热、恶心、呕吐。

(3) 体征：T 38.5℃，腹肌紧张呈板状腹，全腹有压痛及反跳痛，腹式呼吸消失，Murphy征阴性，肝浊音界消失，移动性浊音阳性，肠鸣音消失。

(4) 辅助检查：腹平片见膈下游离气体；白细胞 14×10^9/L，中性粒细胞0.86。

2. 患者急诊行胃十二指肠溃疡穿孔修补术，术后需持续胃肠减压，请问胃肠减压的护理措施有哪些？

(1) 禁食。

(2) 妥善固定胃管，防止脱落。

(3) 保持胃管适当负压，及时引流胃液。

(4) 停留胃管期间加强口腔护理。

(5) 记录胃管引流液的性质、颜色和量。

(6) 观察患者腹部情况和肠功能恢复情况：如腹痛、腹胀、肛门排气等。

3. 患者手术后的主要护理观察要点有哪些？

(1) 术后去枕平卧6小时，生命体征平稳后取半卧位。

(2) 必要时心电监护及吸氧，定期观察生命体征、血氧饱和度。

(3) 遵医嘱用抑制胃酸的药物、抗生素及胃肠外营养，必要时给予止痛药。

(4) 注意观察腹部体征（腹胀、腹痛、压痛、反跳痛等）及肛门排气等情况。

(5) 卧床期间协助翻身，防止压疮，指导患者进行肺功能及四肢关节功能训练。

(6) 停留胃管禁食期间，加强口腔护理。

(7) 注意观察切口渗液、胃管引流液的性质和量，妥善固定胃管。

(8) 肠蠕动功能恢复，拔除胃管后要按常规进行饮食护理。

案例四

1. 胆囊结石、胆囊炎的诊断依据是什么？

答：(1) 病因：进食油腻食物。

(2) 症状：餐后右上腹阵发性绞痛，向右肩背部放射，恶心、呕吐胃内容物。

(3) 体征：

1）T：38.6℃。

2）急性痛苦面容，右上腹局部压痛和腹肌紧张。

3）巩膜轻度黄染。

4）Murphy 征阳性

(4) 辅助检查：WBC 18×10^9/L，中性粒细胞 0.86，B 超检查：提示胆囊肿大、胆囊多发结石，胆总管下段扩张。

2. 患者术后放置 T 管引流，如何观察及护理？

(1) 妥善固定 T 管，防止 T 管脱出，烦躁者给予适当约束，防止意外拔管。

(2) 保持 T 管通畅和有效引流。避免 T 管受压，折曲，下地活动时引流袋的位置应低于腹部切口。

(3) 术后 5～7 天内禁止加压冲洗 T 管。

(4) 观察记录 T 管引流液颜色、性质变化，注意有无鲜血、碎石、蛔虫及沉淀物等。记录每天引流量（一般术后 24 小时引流量约 300～500ml，以后减至 200ml，清亮、颜色呈黄色或黄绿色）变化。

(5) 观察患者黄疸消退情况：如患者出现发热，严重腹痛，反跳痛，肌紧张症状可能是胆汁渗漏导致胆汁性腹膜炎，应及时报告医生处理。

(6) T 管放置 10～14 天，患者体温正常，黄疸消退，胆汁引流量 24 小时少于 200～300ml，无结石残留可考虑拔 T 管。

3. 拔出 T 管的指征有哪些？

答：术后 2 周，患者无腹痛，发热，黄疸消退，白细胞、血清黄疸指数正常，胆汁引流量 24 小时减少至 200ml，清亮，胆管造影或胆道镜证实胆管无狭窄、结石、异物、胆道通畅，夹管试验无不适，可考虑拔管。拔管前引流管应开放 2～3 天，使造影剂完全排出。

4. 患者行胆总管切开减压取石、T 管引流术，列出两种术后常见的并发症，其并发症如何观察及处理？

(1) 出血：观察引流液情况，如每小时出血量＞100ml，持续 3 小时以上，或患者有血压下降、脉搏细速、面色苍白等休克征象应立即与医生联系，并配合抢救。

(2) 胆漏：观察腹腔引流液情况和腹部体征变化，若切口处有黄绿色胆汁样渗液，每小时约 50ml 以上，腹部有压痛、反跳痛、肌紧张，应考虑有胆漏，通知医生并协助处理，维持水和电解质平衡，补充热能和维生素促进切口愈合。

案例五

1. 请写出气胸，胸腔积液，失血性休克的诊断依据。

(1) 病因：右背部被刀刺伤 2 小时。

(2) 症状：刺伤处大量出血，感胸痛、胸闷，气促。

(3) 体征：

1）T 35℃，P 115 次/分，R 24 次/分，BP 80/50mmHg，SPO_2 92%。

2）痛苦面容，面色苍白，表情淡漠，四肢湿冷，切口周围 6cm×6cm×3cm 血肿。

3）右侧胸廓呼吸运动度减弱，语颤减弱，呼吸音减弱，叩诊呈鼓音，肺下界位于锁骨中线第 6 肋间。

(4) 辅助检查：胸腔穿刺抽出气体和不凝固血液，胸片提示“右侧气胸，右肺压缩约30%”。

2. 该患者的主要护理问题有哪些？首要护理问题是什么？

（1）该患者的主要护理问题：

1）体液不足：与肺内血管损伤大量失血等有关。

2）疼痛：与胸背部外伤、胸腔内出血刺激胸膜等有关。

3）恐惧：与意外伤害打击等有关。

4）潜在并发症：失血性休克、肺不张。

（2）首要护理问题是体液不足。

3. 该患者入院后行右侧胸腔闭式引流术，过程顺利，此患者应采取的护理措施有哪些？

（1）取平卧位；给低流量吸氧和心电监护，监测生命体征，血压平稳后取半卧位，利于引流。

（2）建立两条静脉输液通路，根据血压调整输液速度。交叉配血，必要时输血。

（3）禁食、禁饮。

（4）胸腔引流管接闭式负压引流瓶，保持引流管通畅，水封瓶长通气管没入水中3～4cm，注意观察水柱波动，妥善固定引流管，防止意外脱管。

（5）观察记录胸腔引流的性质和量，指导患者有效咳嗽、排痰和呼吸功能锻炼，促进肺复张。

（6）遵医嘱使用止痛药。

（7）胸腔闭式引流管一般停留48～72小时，24小时引流量少于50ml，X线提示肺膨胀良好无漏气、患者无呼吸困难可考虑拔管。

案例六

1. 该患者属于哪种脑疝？请列出脑疝的临床表现及处理原则。

（1）该患者为小脑幕切迹疝。

（2）脑疝的临床表现：

1）颅内压增高：表现为头痛加重，呕吐频繁，躁动不安。

2）进行性意识障碍。

3）瞳孔变化：同侧瞳孔散大，严重时双侧瞳孔散大，对光反射消失，眼球固定。

4）锥体束征：对侧肢体偏瘫进行性加重，进一步发展则出现双侧肢体自主活动消失。

5）生命体征改变：表现为血压升高，脉缓有力，呼吸深慢，体温上升。

（3）脑疝的处理原则：

1）快速降低颅内压：遵医嘱快速静脉滴入20%甘露醇。

2）保持呼吸道通畅：必要时行气管插管。

3）积极准备手术：做好术前皮肤、药物过敏试验、交叉配血等准备。

2. 该患者的主要护理问题有哪些？首要护理问题是什么？

（1）该患者的主要护理问题：

1）脑组织灌注异常：与颅内压、脑疝等有关。

2）有体液不足的危险：与颅内压增高引起剧烈呕吐及应用脱水剂等有关。

3）生活自理缺陷：与意识障碍、偏瘫等有关。

4）有废用综合征的危险：与偏瘫等有关。

5）有皮肤完整性受损的危险：与偏瘫、意识障碍、尿失禁等有关。

6）潜在并发症：颅内再出血、坠积性肺炎、深静脉血栓等。

（2）首要护理问题是脑组织灌注异常。

3. 该患者入院后急行脑室穿刺引流术，脑室引流患者应如何护理？

（1）正确放置引流管：妥善固定引流管和引流袋，引流管开口高于侧脑室平面 15～20cm，以维持正常颅内压。

（2）密切观察引流颜色、速度和量并记录：每天引流量不超过 500ml 为宜，引流速度不可过快，以防颅内压骤降导致意外发生，正常脑脊液无色澄清透明，术后 1～2 天呈血性，若引流液颜色加深，提示可能有颅内出血。

（3）保持引流管通畅：引流管不可折叠、扭曲、受压，观察引流液面有无随呼吸、脉搏波动。

（4）预防脱管和拔管：适当限制头部活动，翻身时避免牵拉引流管。烦躁者用约束带约束，必要时全身约束。标识引流管置入长度，密切观察引流管有无脱出。

（5）预防感染：枕下垫无菌治疗巾，严格无菌操作，注意引流管连接处是否紧密，更换引流袋时需夹闭引流管，避免脑脊液逆流至脑室。

（6）做好患者及家属健康教育，告知引流管的目的及注意事项。

（7）拔管：引流管停留时间一般为 3～4 天，拔管前需遵医嘱试夹管 24 小时，若无颅内压增高的表现方可拔管，拔管时需先夹闭引流管，以防脑脊液逆流；拔管后观察切口有无脑脊液渗出。

案例七

1. 请写出良性前列腺增生症的诊断依据。

答：（1）病因：老龄男性。

（2）症状：尿频、尿急、尿线细、排尿不畅，夜尿增多 6 年余。

（3）体征：直肠指检触到增大的前列腺，质韧、表面光滑、有弹性，中间沟消失，无压痛。

（4）辅助检查：B 超提示前列腺体积增大；尿流动力学检查：尿流率 10ml/s。

2. 该患者的主要护理问题有哪些？首要护理问题是什么？

（1）该患者的主要护理问题：

1）排尿型态异常：与膀胱出口梗阻、逼尿肌受损、留置尿管和手术刺激等有关。

2）疼痛：与逼尿肌功能不稳定、导管刺激、血块堵塞冲洗管引起的痉挛等有关。

3）潜在并发症：TUR 综合征、尿频、尿失禁、出血，尿路感染等。

（2）首要护理问题是排尿形态异常。

3. 该患者入院后完善相关检查，于今日行前列腺切除手术，手术过程顺利，留置尿管持续膀胱冲洗，平安返回病房，术后应采取的护理措施有哪些？

（1）去枕平卧位，术后 1 周内注意卧床休息，加强生活护理。

（2）测量生命体征，严密观察病情变化，必要时给予吸氧。

（3）麻醉未清醒应禁食、禁饮，术后第 1 天无腹胀可进食。

（4）尿管接无菌生理盐水持续膀胱冲洗 2～3 天，根据出血情况决定冲洗膀胱的时间和速度，并做好出入量的记录。严密观察引流情况和尿液的颜色、性质，保持冲洗和引流通畅。

（5）加强会阴部清洁：每天用0.5%碘伏消毒会阴部皮肤和气囊导尿管近端，每天更换尿袋，防止尿路逆行感染。

（6）进食易消化食物，保持大便通畅，避免增加腹压。

（7）观察患者有无恶心、呕吐，烦躁，抽搐，肺水肿，脑水肿，心衰等TUR综合征发生。

案例八

1. 请写出左股骨颈骨折的诊断依据。

（1）病因：跌倒，左髋部着地。

（2）症状：左髋部疼痛，活动受限，不能行走，局部畸形。

（3）体征：左髋部疼痛，活动受限，左下肢呈外旋，缩短畸形，左下肢比右下肢短缩3～4cm。左足背动脉搏动正常，肢端血运、感觉、运动正常。

（4）辅助检查：X片显示：左股骨颈骨折。

2. 该患者术前的主要护理问题有哪些？首要护理问题是什么？

（1）该患者术前的主要护理问题：

1）疼痛：与股骨颈骨折等有关。

2）自理能力缺陷：与骨折等有关。

3）知识缺乏：缺乏手术相关方面知识。

4）焦虑：与陌生环境及担心疾病预后等有关。

5）有皮肤完整性受损的危险：与长期卧床等有关。

（2）首要护理问题是疼痛。

3. 该患者入院完成相关术前准备后，在全麻下行左侧全髋关节人工置换术，手术过程顺利，停留引流管1条，术后应采取的护理措施有哪些？

（1）给予氧气吸入，接心电监护严密观察生命体征，注意患者血压、心率、尿量、引流量的变化，及时补充血容量，防止血容量不足。

（2）体位：去枕平卧6小时，头偏一侧，患肢保持外展中立位，不能外旋或内收，防止脱位。

（3）饮食：术后6小时内禁食、禁饮，6小时后给予普食。

（4）观察切口，引流管，患肢血循环情况。

1）观察切口渗血情况，如渗血较多，及时向医生汇报并协助处理。

2）观察患肢远端血运、温度、颜色、肿胀程度、感觉及运动情况，发现血液循环障碍及时报告医生处理。

3）妥善固定引流管，保持引流管通畅。

4）观察引流液的颜色、性质、量，并做好记录。

（5）评估疼痛程度：给予心理护理和放松疗法，必要时报告医生并协助处理。

（6）功能锻炼。

（7）预防假体脱位：

1）保持患肢外展中立位。

2）健侧放便盆。

3）做到“四不”：不屈髋下蹲，不盘腿、不坐矮凳、不跷二郎腿。

（8）预防压疮及肺部感染：协助翻身拍背，鼓励患者做扩胸、深呼吸、咳嗽等动作。

案例九

1. 请写出胫腓骨骨折的诊断依据。

（1）病因：左下肢被汽车撞伤。

（2）症状：左小腿疼痛，肿胀、活动障碍。

（3）体征：

1）左小腿肿胀明显，皮肤青紫，压之疼痛，有骨擦音及骨擦感，患肢畸形。

2）X片显示：左胫腓骨骨折。

2. 该患者的主要护理问题有哪些？首要护理问题是什么？

（1）该患者的主要护理问题：

1）疼痛：与胫腓骨骨折等有关。

2）自理能力缺陷：与骨折等有关。

3）知识缺乏：缺乏疾病相关知识。

4）焦虑：与陌生环境及担心疾病预后等有关。

5）潜在并发症：骨筋膜室综合征，足下垂，下肢深静脉血栓。

（2）首要护理问题是疼痛。

3. 若该患者出现左下肢肿胀明显加重，肌腹处触压痛明显，被动牵拉实验阳性，应采取哪些护理措施？

（1）严密观察患肢肿胀及疼痛变化，患肢肿胀严重者，注意患肢体位和包扎敷料松紧。

（2）注意观察患肢疼痛、感觉、肢端血运、足背动脉搏动情况，如有下列情况警惕骨筋膜室综合征发生，并及时报告医生。

1）疼痛呈进行性加重，患侧足趾出现被动牵引时剧痛。

2）疼痛由持续性剧痛转向疼痛缓解甚至消失。

3）患者感觉异常，迟钝、麻木。

4）肢端循环不良：严重肿胀、发绀、皮温降低，足背动脉搏动减弱或摸不清。

（3）胫腓骨骨折合并有骨筋膜室综合征处理

1）松开敷料，做好肿胀局部切开减压的准备。

2）补液并使用抗生素。

3）禁用止血药，以防筋膜室内动脉栓塞。

4）观察生命体征、意识、尿量，防中毒性休克。

（4）心理护理：向患者及家属讲解疾病相关知识，放松恐惧心理，积极配合治疗。

案例十

1. 请写出膀胱肿瘤的诊断依据。

（1）病因：老年患者，吸烟史20年。

（2）症状：间断性肉眼血尿1月余。

（3）体征：查体未见异常。

（4）辅助检查：膀胱造影提示“有充盈缺损”；B超提示：“肾脏、输尿管未见异常”；

膀胱镜检查提示“膀胱右侧壁有 3.5cm×4.5cm 表面有坏死的肿物，”尿常规：可见血尿、肿瘤细胞。

2. 患者在全麻下行膀胱肿瘤切除术，手术过程顺利，T 37.3℃，P 84 次/分，R 18 次/分，BP 110/70mmHg。留置尿管，平安返回病房，术后应采取的护理措施有哪些？

(1) 去枕平卧头偏向一侧，防呕吐致窒息；吸氧，保持呼吸道通畅。

(2) 手术当天禁饮、禁食，术后第 1 天根据病情给予半流或普食。

(3) 观察生命体征及下腹部体征变化，严密观察尿管引流液的颜色、性质和尿量。

(4) 妥善固定尿管，勿扭曲、折叠和受压，在翻身活动时防止引流管意外脱出。保持引流通畅，防止血块堵塞尿管。

(5) 保持会阴部清洁：每天会阴擦洗 1～2 次，每天更换引流袋，防止逆行感染。

(6) 按医嘱给予化疗、抗感染治疗，保持静脉输液通畅。

(7) 协助患者翻身，做好皮肤护理。

(8) 做好心理护理和健康教育，鼓励患者积极配合治疗护理。

3. 膀胱癌患者化疗的健康教育内容包括哪些？

(1) 向患者和家属做好化疗的知识宣教。

(2) 按原则严格执行化学治疗。

(3) 介绍膀胱灌注化疗的配合方法和注意事项，提高化疗效果。

(4) 指导患者进食高营养食物，提高抵抗力。

(5) 指导患者多饮水，观察小便性质、颜色和量，发现异常及时来院就诊。

(6) 观察血象变化，白细胞低于 $3\times10^9/L$ 应注意保护隔离，叮嘱患者避免到公共场所。

(7) 指导患者按时化疗和定期复诊。

（刘洁珍）

第三部分　实训指导

实训一　外科洗手

一、学习目标

1. 掌握外科洗手的操作要点及注意事项。

2. 熟练完成用物和环境的准备。

二、用物准备

洗手衣裤，一次性口罩、帽子，洁肤柔肥皂液，洁肤柔消毒液，灭菌手刷、灭菌小方巾。

三、操作程序及评分标准

外科洗手操作程序及评分标准

项目总分	项目内容	技 术 要 求	分值	得分/扣分
评估 （6 分）	环境	环境清洁、整齐、安静，温湿度适宜	3	
	护士	对手术的承受力，双手皮肤有无破损，对消毒剂是否过敏	3	
操作前准备 （14 分）	环境	环境宽敞无障碍物	2	
	用物	用物准备齐全，摆放合理美观，符合无菌操作要求	4	
	护士	更换手术室专用拖鞋，洗手衣裤，戴帽子、口罩，取下腕表，修剪指甲	8	
操作步骤 （70 分）	洗手 （48 分）	·肥皂液洗净双手、前臂、上臂 10cm 处，流水冲净 ·用灭菌刷取肥皂液 5ml 涂抹双手、前臂、上臂 10cm ·依次刷指尖、甲沟、手指、指间、手掌、手背、腕部（每个部位 2 分） ·同法刷另一只手指尖至腕部、前臂 ·对侧前臂、上臂 10cm ·同法刷对侧上臂 10cm ·双手向上，肘部向下，流水冲净肥皂液	4 4 14 16 4 2 4	
	擦手 （12 分）	·取小方巾，擦干双手 ·小方巾对折三角形，擦干前臂、上臂 10cm ·小方巾换另一面擦干对侧前臂、上臂 10cm	4 4 4	

续表

项目总分	项目内容	技术要求	分值	得分/扣分
	涂消毒液（10分）	·取消毒液 5ml ·涂擦双手、前臂 ·再取消毒液 5ml，涂擦双手，自然待干，双手置于胸前	2 4 4	
综合评价（10分）	操作方法	程序正确，动作规范、美观，操作熟练	4	
	操作效果	无菌观念强，操作中无污染现象	4	
	操作态度	认真、严谨，有科学的态度	2	
操作时间 总分		操作全程不超过 6 分钟，每超过 30 秒扣 1 分	100	

四、实训要求

1. 进手术室前需更换手术室专用的清洁鞋和手术室专用的洗手衣裤。

2. 洗手衣袖口卷至肘上 10cm 以上，下摆塞入裤腰内。戴好口罩及帽子，口罩要盖住口鼻，帽子要盖住全部头发。

3. 剪短指甲，并除去甲缘下积垢，手臂皮肤如有破损，不能参加手术。

4. 应特别注意指尖、甲缘、指间和手掌等部位的刷洗。

5. 洗手完毕，保持拱手姿势，双手远离胸部 30cm 以外，向上不能高于肩部，向下不能低于腰部，手臂不应下垂，也不可接触未经灭菌的物品。否则，应重新洗手。

（谢　冰　李　莲）

实训二　穿脱无菌手术衣、戴无菌手套

一、学习目标

1. 掌握穿脱手术衣、戴无菌手套的操作要点及注意事项。
2. 熟练完成用物和环境的准备。
3. 熟悉穿脱无菌手术衣、戴无菌手套的原则。

二、用物准备

无菌手术衣、无菌手套、无菌持物钳、污物袋、污物桶。

三、操作程序及评分标准

穿脱无菌手术衣、戴无菌手套操作程序及评分标准

项目总分	项目内容	技术要求	分值	得分/扣分
评估（6分）	用物	无菌手术衣、无菌手套大小合适	4	
	环境	清洁、整齐、安静，温湿度适宜	2	
操作前准备（14分）	环境	宽敞，符合无菌操作要求，巡回护士在场	4	
	用物	备齐无菌手术衣、无菌手套、无菌持物钳	4	
	护士	洗手完毕、拱手姿势	6	
操作步骤（70分）	穿手术衣（20分）	·右手取手术衣，放至左手 ·右手抓紧衣领 ·双手抖开手术衣，正面向前 ·手术衣上抛，双手顺势插入衣袖内 ·巡回护士从后面拉衣服，露出双手 ·巡回护士系衣带	4 2 4 4 4 2	
	戴无菌手套（34分）	·巡回护士查看无菌手套号码、灭菌日期、有无漏气 ·巡回护士打开无菌手套，递给洗手护士 ·将手套放于左手，分别揭开手套左右两侧，再揭内侧 ·取出手套 ·左手对准五指戴上 ·将戴好手套的手指插入另一只手套的翻折面内 ·将另一手套戴好 ·将手套的翻折处套盖手术衣袖外 ·双手对合交叉调整手套的位置 ·检查手套是否有破损 ·戴手套的手应保持在腰部和视线之间 ·将前腰带递给巡回护士 ·系腰带	2 4 4 2 2 2 2 4 2 2 2 4 2	

续表

项目总分	项目内容	技术要求	分值	得分/扣分
	脱手术衣（8分）	·巡回护士解衣带 ·先脱一侧衣袖，再脱另一侧衣袖 ·将手术衣放置污物袋内	2 4 2	
	脱无菌手套（8分）	·戴手套的手捏住手套外面脱下 ·已脱手套的手插入手套内面脱下 ·将脱下的手套放于垃圾桶内 ·整理用物	2 2 2 2	
综合评价（10分）	操作方法	程序正确，动作规范、美观，操作熟练	4	
	操作效果	无菌观念强，操作中无污染现象	4	
	操作态度	认真、严谨，有科学的态度	2	
操作时间 总分		操作全程不超过5分钟，每超过30秒扣1分	100	

四、实训要求

1. 使用无菌持物钳打开无菌手术衣包。

2. 穿无菌手术衣时应选择宽畅空间，防止穿无菌手术衣时接触污染物，不得用未戴手套的手接触衣袖或其他处，以免污染。

3. 手术完毕，手套未破，需连台手术时，可不用重新刷手，仅需用消毒液涂擦双手和前臂，更换无菌手术衣和戴无菌手套。

4. 手术结束，脱手套时，手套的外面不可接触手臂。

（谢　冰　李　莲）

实训三　开无菌手术包

一、学习目标

1. 掌握手术室无菌操作原则。
2. 掌握开无菌手术包的操作要点及注意事项。
3. 熟练完成开无菌手术包的操作。

二、用物准备

无菌手术包，无菌镊子1把，无菌持物钳1把，安尔碘，75%酒精，无菌手套等（按需准备用物）。

三、操作程序及评分标准

开无菌手术包操作程序及评分标准

项目总分	项目内容	技术要求	分值	得分/扣分
评估（6分）	无菌包	无菌包名称、灭菌时间、指示胶带、无潮湿	4	
	环境	清洁、整齐、安静，温湿度适宜	2	
操作前准备（14分）	环境	宽敞、安全、操作台清洁、干燥，物品放置合理	4	
	用物	用物准备齐全，摆放合理美观	4	
	护士	更换手术室专用拖鞋、洗手衣裤，戴帽子、口罩，取下腕表，修剪指甲，着装符合要求，肥皂液洗手	6	
操作步骤（70分）	开手术包（30分）	·查看无菌包名称，灭菌日期，化学指示胶带，无菌包无潮湿 ·解带、系带 ·取无菌持物钳 ·双手打开无菌包外层 ·双手持无菌持物钳分别揭开左右两角，再揭远侧、近侧 ·检查并取出化学指示条 ·取出包内治疗碗放于无菌包右侧内	8 2 4 4 8 2 2	
	取消毒液（12分）	·检查、核对消毒液名称 ·倒取安尔碘并核对 ·倒取75%酒精并核对	4 4 4	

续表

项目总分	项目内容	技术要求	分值	得分/扣分
	夹无菌物品（20 分）	·检查、核对物品名称、灭菌日期、无漏气	6	
		·打开无菌物品	2	
		·取无菌持物钳	2	
		·夹取手术用物	2	
		·手术用物放置无菌包内	2	
		·取另一持物钳	2	
		·关闭内层包布	4	
	再次开手术包（8 分）	·洗手、穿无菌手术衣、戴无菌手套	2	
		·先打开近侧，再打开远侧包布	6	
综合评价（10 分）	操作方法	程序正确，动作规范、美观，操作熟练	4	
	操作效果	无菌观念强，操作中无污染现象	4	
	操作态度	认真、严谨，有科学的态度	2	
操作时间		操作全程不超过 6 分钟，每超过 30 秒扣 1 分		
总分			100	

四、实训要求

1. 根据需要准备无菌手术包。
2. 注意检查无菌手术包的名称、灭菌日期、指示胶带、灭菌指示卡。
3. 正确持拿无菌持物钳。
4. 操作中严格遵守无菌操作原则。

（谢　冰　李　莲）

实训四　换药

一、学习目标

1. 掌握换药的评估内容、操作要点及注意事项。
2. 熟练完成用物和环境的准备。
3. 熟练完成换药的操作。

二、用物准备

治疗车，治疗盘1个，无菌治疗巾1块，无菌持物钳，无菌换药碗2个，无菌镊子2把，75%酒精棉球（按需准备），无菌生理盐水棉球（按需准备），无菌纱布（按需准备），胶布、棉签、一次性治疗巾，消毒液，无菌剪刀（按需准备），屏风，生活垃圾桶，医疗垃圾桶。

三、操作程序及评分标准

换药操作程序及评分标准

项目总分	项目内容	技术要求	分值	得分/扣分
评估（8分）	患者	姓名、年龄、身体状况、伤口敷料及伤口状况	2	
	认知	对伤口更换敷料的心理反应、合作程度	2	
	心理	对伤口更换敷料等相关知识的认知程度	2	
	告知	操作目的、操作过程及可能的不适、操作中配合	2	
操作前准备（12分）	环境	宽敞、清洁、安静	3	
	用物	用物准备齐全，摆放合理美观	3	
	患者	查对换药部位、遮挡屏风	3	
	护士	仪表符合要求，洗手、戴口罩、帽子	3	
操作步骤（70分）	夹取用物（15分）	·检查无菌治疗巾灭菌日期、无漏气、潮湿，铺无菌盘	4	
		·取持物钳	2	
		·夹取无菌换药碗2个	2	
		·无菌换药碗内放入无菌镊子2个	1	
		·无菌换药碗内放入酒精棉球	1	
		·无菌换药碗内放入生理盐水棉球	1	
		·无菌换药碗放入无菌纱块	1	
		·包无菌包	3	

续表

项目总分	项目内容	技术要求	分值	得分/扣分
	换药（35分）	·查对姓名、说明操作目的，取得配合 ·按需安置体位，暴露伤口 ·根据换药部位铺一次性治疗巾 ·无菌换药碗打开放置合理 ·揭开胶布、用手揭除外层敷料 ·消毒双手 ·双手持无菌镊 ·生理盐水棉球处理内层敷料 ·揭除内层敷料 ·75%酒精棉球消毒伤口周围皮肤2次 ·纱布覆盖内层伤口 ·纱布覆盖外层伤口 ·胶布固定	4 2 2 2 2 2 2 4 4 5 2 2 2	
	整理（20分）	·撤出一次性治疗巾 ·取舒适体位，向其交代注意事项 ·处理用物 ·消毒双手 ·推车回治疗室 ·洗手 ·记录 ·整理用物	2 3 3 2 2 3 3 2	
综合评价（10分）	操作方法	程序正确，动作规范、美观，操作熟练	4	
	操作效果	无菌观念强，操作中无污染现象	4	
	操作态度	认真、严谨，有科学的态度	2	
操作时间 总分		操作全程不超过10分钟，每超过30秒扣1分	100	

四、实训要求

1. 操作者应当稳、准、轻，严格遵守无菌操作原则。

2. 根据伤口情况准备用物，不应浪费。

3. 合理掌握更换敷料的间隔时间，因间隔时间过长不利于伤口愈合，间隔时间过短反复刺激伤口影响伤口愈合，同时增加患者痛苦，并造成浪费。

（谢　冰）

实训五　更换T型管引流袋

一、学习目标

1. 掌握T型管引流的评估内容。
2. 掌握更换T型管引流袋的操作要点及注意事项。
3. 熟练完成用物和环境的准备。
4. 熟练完成更换T型管引流袋的操作。

二、用物准备

治疗车，治疗盘，安尔碘，止血钳1把，弯盘2个，棉签，一次性手套，胶布，消毒液，无菌治疗巾1块，无菌引流袋，无菌纱布1块，无菌镊子，屏风，生活垃圾桶，医疗垃圾桶。

三、操作程序及评分标准

更换T型管引流袋操作程序及评分标准

项目总分	项目内容	技术要求	分值	得分/扣分
评估（8分）	患者	姓名、年龄、身体状况、伤口敷料、T型管引流情况	2	
	心理	对更换T型管引流袋的心理反应、合作程度	2	
	认知	对T型管引流护理相关知识的认知程度	2	
	告知	操作目的、操作过程及可能的不适、操作中配合	2	
操作前准备（12分）	环境	清洁、安静	3	
	用物	用物准备齐全，摆放合理美观	3	
	患者	遮挡屏风，解释	3	
	护士	仪表符合要求，洗手、戴口罩、帽子	3	
操作步骤（70分）	更换引流袋（50分）	·查对姓名、说明操作目的，取得配合	4	
		·安置平卧位，暴露引流口	2	
		·检查引流情况	3	
		·铺无菌治疗巾于引流管连接处	2	
		·置弯盘于引流管连接处	1	
		·血管钳夹闭T型管	2	
		·双手戴一次性手套	1	
		·将T型管与引流袋连接处分离	4	
		·观察引流量	2	
		·引流袋置于垃圾桶内	2	
		·脱手套置于垃圾桶内	2	

续表

项目总分	项目内容	技术要求	分值	得分/扣分
		·消毒双手	2	
		·检查引流袋灭菌日期、无漏气	4	
		·关闭引流袋出口	2	
		·用安尔碘消毒 T 型管连接处，范围 2～3cm	4	
		·连接 T 型管引流袋	4	
		·无菌纱布包裹连接处	2	
		·胶布固定	2	
		·打开血管钳	1	
		·将引流袋固定于床边	2	
		·观察引流情况	2	
	整理（20 分）	·撤出一次性治疗巾	2	
		·取舒适体位，向其交代注意事项	3	
		·处理用物	3	
		·消毒双手	2	
		·推车回治疗室	2	
		·洗手	3	
		·记录	3	
		·整理用物	2	
综合评价（10 分）	操作方法	程序正确，动作规范、美观，操作熟练	4	
	操作效果	无菌观念强，操作中无污染现象	4	
	操作态度	认真、严谨，有科学的态度	2	
操作时间 总分		操作全程不超过 12 分钟，每超过 30 秒扣 1 分	100	

四、实训要求

1. 保持 T 型管引流通畅，防止牵拉脱出。
2. 准确观察、记录引流液的量、颜色、性质。
3. 严格遵守无菌操作原则，每日更换引流袋。
4. 注意观察及保护引流口周围皮肤。

（谢　冰）

实训六　更换胸腔闭式引流瓶

一、学习目标

1. 掌握胸腔闭式引流护理的评估内容。
2. 掌握更换胸腔闭式引流瓶的操作要点及注意事项。
3. 熟练完成用物和环境的准备。
4. 熟练完成更换胸腔闭式引流瓶的操作。

二、用物准备

治疗车，治疗盘，止血钳 2 把，弯盘 2 个，安尔碘，棉签，一次性手套，胶布，消毒液，无菌治疗巾 1 块，无菌水封瓶 1 个，无菌生理盐水 500ml，无菌纱布 1 块，无菌镊子，屏风，生活垃圾桶，医疗垃圾桶。

三、操作程序及评分标准

更换胸腔闭式引流瓶操作程序及评分标准

项目总分	项目内容	技 术 要 求	分值	得分/扣分
评估（8 分）	患者	姓名、年龄、身体状况、伤口敷料、引流情况	2	
	心理	对更换胸腔闭式引流瓶的心理反应、合作程度	2	
	认知	对胸腔闭式引流护理的相关知识的认知程度	2	
	告知	操作目的、操作过程及可能的不适和操作中配合	2	
操作前准备（12 分）	环境	清洁、安静	3	
	用物	用物准备齐全，摆放合理美观	3	
	患者	遮挡屏风，解释	3	
	护士	仪表符合要求，洗手、戴口罩、帽子	3	
操作步骤（70 分）	安装引流瓶（15 分）	·检查水封瓶灭菌日期、无漏气	2	
		·打开并取出水封瓶	2	
		·检查生理盐水灭菌日期、有无变色、沉淀、瓶口有无松动	3	
		·打开生理盐水并冲洗瓶口	2	
		·打开水封瓶盖	1	
		·生理盐水倒入水封瓶内	2	
		·盖好水封瓶盖	1	
		·水封瓶贴标记	2	

续表

项目总分	项目内容	技术要求	分值	得分/扣分
	更换水封瓶（35分）	·查对姓名、说明操作目的，取得配合	2	
		·安置平卧位或半卧位，暴露引流口	1	
		·检查引流情况	3	
		·铺无菌治疗巾于引流管连接处	2	
		·置弯盘于引流管连接处	1	
		·2把血管钳夹闭胸管	2	
		·双手戴一次性手套	1	
		·将胸管与引流管连接处分离	3	
		·观察引流量	2	
		·更换下的水封瓶置于垃圾桶内	1	
		·脱手套置于垃圾桶内	1	
		·消毒双手	2	
		·将水封瓶固定于床边	1	
		·用安尔碘消毒胸管连接处，范围2～3cm	2	
		·连接水封瓶	2	
		·无菌纱布包裹连接处	2	
		·胶布固定	1	
		·再次检查各连接处是否紧密	2	
		·打开血管钳	1	
		·瞩患者咳嗽，观察引流情况	3	
	整理（20分）	·撤出一次性治疗巾	2	
		·取舒适体位，向其交代注意事项	3	
		·处理用物	3	
		·消毒双手	2	
		·推车回治疗室	2	
		·洗手	3	
		·记录	3	
		·整理用物	2	
综合评价（10分）	操作方法	程序正确，动作规范、美观，操作熟练	4	
	操作效果	无菌观念强，操作中无污染现象	4	
	操作态度	认真、严谨，有科学的态度	2	
操作时间 总分		操作全程不超过15分钟，每超过30秒扣1分	100	

四、实训要求

1. 术后应定时挤压引流管，以保持引流通畅。
2. 准确记录引流量（每小时或24小时）、颜色、性质。

（谢　冰）